Philipp Rauscher

BODY RECOMPOSITION

DEFINIERE DEINEN KÖRPER NEU

Bibliografische Information der Deutschen Nationalbibliothek
Die Deutsche Nationalbibliothek verzeichnet diese Publikation in der Deutschen Nationalbibliografie. Detaillierte bibliografische Daten sind im Internet über http://dnb.d-nb.de abrufbar.

Für Fragen und Anregungen
info@m-vg.de

Wichtiger Hinweis
Dieses Buch ist für Lernzwecke gedacht. Es stellt keinen Ersatz für eine individuelle medizinische Beratung dar und sollte auch nicht als solcher benutzt werden. Wenn Sie medizinischen Rat einholen wollen, konsultieren Sie bitte einen qualifizierten Arzt. Der Verlag und der Autor haften für keine nachteiligen Auswirkungen, die in einem direkten oder indirekten Zusammenhang mit den Informationen stehen, die in diesem Buch enthalten sind.
Ausschließlich zum Zweck der besseren Lesbarkeit wurde auf eine genderspezifische Schreibweise sowie eine Mehrfachbezeichnung verzichtet. Alle personenbezogenen Bezeichnungen sind somit geschlechtsneutral zu verstehen.

Originalausgabe
1. Auflage 2024

Türkenstraße 89
80799 München
Tel.: 089 651285-0

Redaktion: Susanne Schneider
Umschlaggestaltung: Marc-Torben Fischer, München
Umschlagabbildung: Shutterstock/DODOMO, alla_line
Bildnachweis: riva verlag, nach Vorlage von shutterstock/Chu KyungMin: 115; riva Verlag, nach Vorlage von UGB – Verein für unabhängige Gesundheitsberatung; www.ugb.de/ernaehrungsplan-praevention/omega-3-fettsaeuren-insessen/: 78; riva Verlag: 11, 22, 23, 26, 64, 103; Timo Schmidt: 168; Shutterstock/adehoidar: 30; Shutterstock/Basilico Studio Stock: 107; Shutterstock/designifty: 105; Shutterstock/DODOMO: 8 li., Shutterstock/alla_line: 8 re.; Shutterstock/Ground Picture: 88; Shutterstock/Ihor Biliavskyi: 100; Shutterstock/Lio putra: 116, 117, 118, 120, 121, 122, 124, 128; Shutterstock/Simple Line: 94, 110
Illustrationen auf den Seiten 156–167: evoletics – ein Produkt der science on field GmbH

Layout: Katja Muggli/Satzwerk Huber, Germering, Katja Gluch
Satz: Satzwerk Huber, Germering, Katja Gluch
Druck: Florjancic Tisk d.o.o., Slowenien
Printed in the EU

ISBN Print 978-3-7423-2551-8
ISBN E-Book (PDF) 978-3-7453-2345-0
ISBN E-Book (EPUB, Mobi) 978-3-7453-2346-7

Philipp Rauscher

BODY RECOMPOSITION

DEFINIERE DEINEN KÖRPER NEU

Mit einer flexiblen Ernährungs- und Trainingsstrategie zur besten Form deines Lebens

riva

Inhalt

Erreiche die beste Form deines Lebens

»Gibt es eine Diät, mit der ich nicht nur abnehmen, sondern auch in Form kommen kann?« Das ist die wohl mit Abstand häufigste Frage, die ich täglich von Klienten beziehungsweise Kunden gestellt bekomme, dicht gefolgt von der Frage nach meiner Ernährungsphilosophie und ob ich einer bestimmten Diätform folge. Die Antwort mag für viele Menschen überraschend sein: Nein, das tue ich nicht, und ich habe auch keine Ernährungsphilosophie. Ich schreibe mich weder dem Paläo-Lager zu noch bin ich ein dogmatischer Verfechter einer veganen Diätform. Keto kann für manche funktionieren. Für andere ist eine kohlenhydratreiche Low-Fat-Variante die bessere Wahl. Oder kurz gesagt: Alles funktioniert, solange einige Grundprinzipien eingehalten werden, an denen keine Ernährungsform vorbeikommt. Dazu gehört etwa die Deckung des Bedarfs an lebenswichtigen Nährstoffen, wie verschiedene Vitamine oder Proteinbausteine.

Um jedoch langfristig erfolgreich mit einer Ernährungsform sein zu können, spielen weitaus mehr Faktoren eine Rolle als die Nahrung oder die Nahrungsmittelauswahl selbst. Ich nenne das eine flexible Diätführung. Denn keine Form der Ernährung wird auf Dauer und in jeder Situation die gleichen Ergebnisse liefern. Das Ziel dieses Buches ist es, dir einen konkreten Eindruck davon zu vermitteln, welche äußeren Einflussfaktoren teilweise eine sehr entscheidende Rolle dabei spielen, ob du eine bestimmte Ernährungsform dauerhaft einhalten und umsetzen kannst – oder eben nicht. Ich stelle dir einige Grundprinzipien einer sinnvollen Ernährungsführung im Detail vor, und du wirst lernen, wie du diese für dich und deine jeweilige Situation umsetzen kannst, damit du nach dieser Lektüre in der Lage bist, deine ganz eigene, flexible Ernährungsstrategie zu entwickeln, mit der du in die beste Form deines Lebens kommen wirst, und zwar für den Rest deines Lebens.

Für viele überraschend dürfte hier die Tatsache sein, dass wir uns dabei nicht zuerst auf die Ernährung selbst konzentrieren. Denn wichtiger als das reine Fachwissen über die Ernährung ist das regelmäßige Verhalten, wie dieses Fachwissen praktisch umgesetzt wird. Hier spielen neben der reinen Biologie auch die Psychologie und das soziale Umfeld eine bedeutende Rolle.

Nachdem sich die ersten drei Kapitel den biopsychosozialen Faktoren, der Ernährung und der praktischen Umsetzung widmen, geht es im vierten Kapitel um die sportliche Komponente. Das Training stellt eine weitere Säule im Prozess des Abnehmens beziehungsweise der Veränderung der Zusammensetzung von Muskelmasse und Fett im Körper dar. Hier stelle ich dir das Functional Bodybuilding als effektives Tool vor, mit dem du dein Ziel, deinen Körper möglichst effektiv in die gewünschte Form zu bringen, relativ schnell erreichst. Du erfährst, wie du in das Training einsteigst und wie du dein momentanes Fitnesslevel ermittelst, in welche Phasen sich das Functional Bodybuilding gliedert und wie du passende Übungen auswählst. Weitere Tipps und beispielhafte Trainingspläne runden das Kapitel ab.

Ich wünsche dir viel Erfolg bei der Umsetzung!

Philipp Rauscher

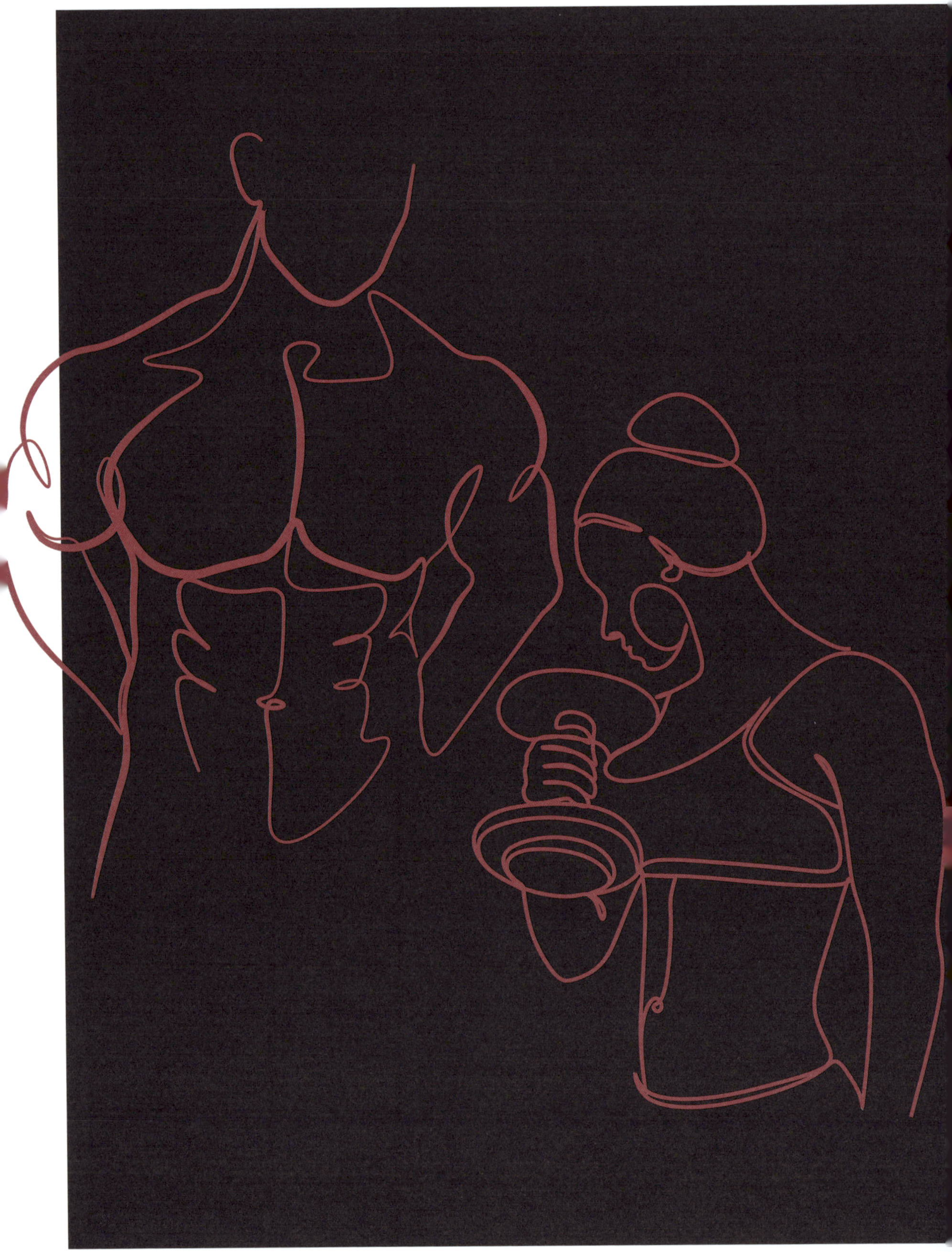

1

WAS DIE ERNÄHRUNG MIT BIOLOGIE, PSYCHE UND SOZIALEM UMFELD ZU TUN HAT

Die biopsychosozialen Faktoren als Voraussetzung für erfolgreiches Abnehmen

Die meisten Diätratgeber beginnen mit einer Aufklärung über Themen wie Kalorien, welche Lebensmittel wann gegessen werden dürfen und welches ergänzende Sportprogramm sinnvoll erscheint, um die eigenen Ziele zu unterstützen, sei es der Fettabbau, der Aufbau von Muskelmasse oder das Erreichen eines möglichst gesunden Lebensstils. Ich möchte einen Schritt weiter vorn beginnen. Denn ob du all die gerade aufgeführten Punkte überhaupt umsetzt und vor allem auch langfristig beibehältst, hängt von ganz anderen Faktoren ab, nämlich den biopsychosozialen Faktoren. Hinter diesem komplizierten Begriff verbergen sich drei Themenbereiche:

- Biologie
- Psychologie
- sozialer Kontext

Je besser eine Ernährungsform zu jedem dieser drei Themen passt, desto größer ist die Wahrscheinlichkeit, dass du auch Erfolg damit haben wirst und deinem Ziel Schritt für Schritt näher kommst. Entscheidend, um den eigenen Körper zu verändern, sind vor allem Konsequenz und Kontinuität, mit der du dein ausgewähltes Programm befolgst. Passt die Ernährung nicht zu den persönlichen biopsychosozialen Komponenten, ist es unwahrscheinlich, dass das Verhalten dauerhaft beibehalten wird. Das wiederum ist der Grund, weshalb die meisten Diäten scheitern. Vielleicht kennst du das auch: Du startest motiviert, kannst diese Euphorie aber nicht dauerhaft aufrechterhalten, scheiterst mit der Diät, dem 12-Wochen-Programm oder der 30-Tage-Challenge und suchst dir den nächsten Fitnesstrend, dem du dich anschließen kannst.

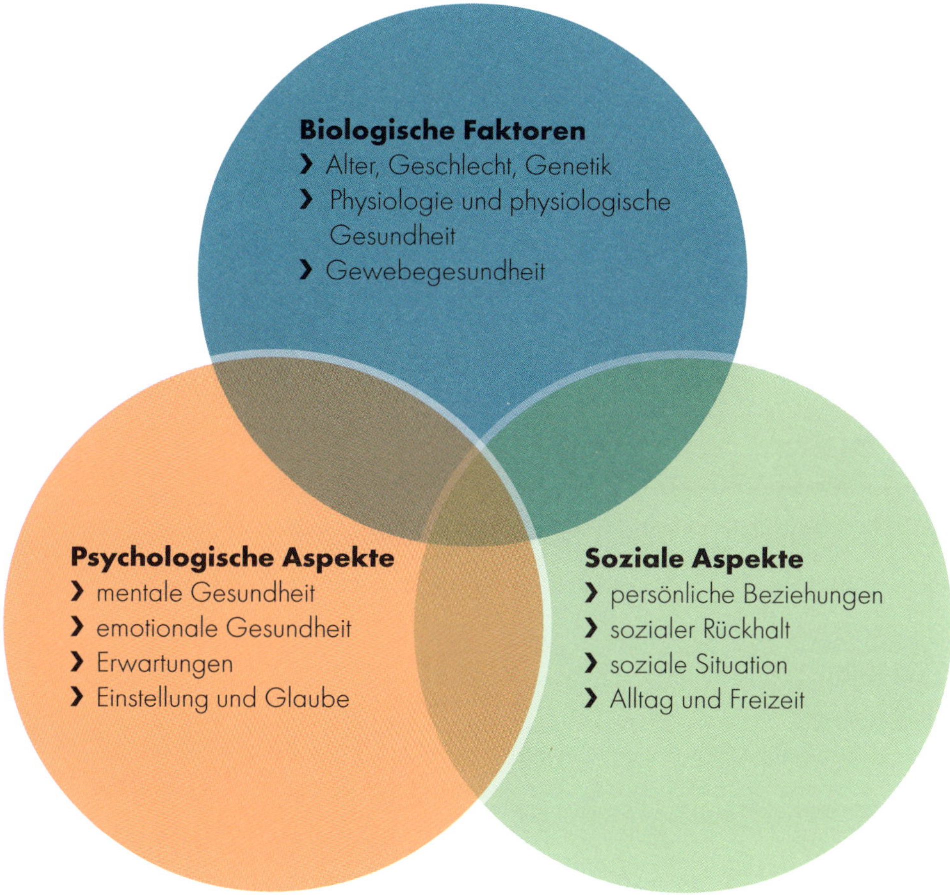

Entscheidend für die Einhaltung einer angestrebten Ernährungsform ist, eine größtmögliche Schnittmenge aus den drei einzelnen Faktoren des biopsychosozialen Modells zu erhalten.

Viele Menschen sind über Jahre oder gar Jahrzehnte in einer solchen Spirale gefangen und dabei unglücklich. Schon kurz nachdem sie ein neues Diätprogramm gestartet haben, fühlen sie sich unzufrieden, weil sie hungrig sind oder auf ihre Lieblingsessen verzichten müssen. Vielleicht liegt es aber auch daran, dass sie sich durch die strengen Regeln stark eingeschränkt fühlen, keine Lust mehr auf Kalorienzählen oder das Einhalten eines festen und rigiden Ernährungsplans haben. Es passt einfach nicht zu ihrem Leben. Nach der Diät sind sie unzufrieden, weil sie es wieder einmal nicht geschafft haben, sie durchzuhalten, und sich der Zeiger auf der

Waage zurück nach oben bewegt und der Jo-Jo-Effekt aufs Neue gnadenlos zuschlägt. Schuld daran ist die fehlende Kompatibilität zwischen Ernährungskonzept und den biopsychosozialen Komponenten. Werfen wir also einen direkten Blick auf dieses scheinbar komplizierte, aber dennoch einflussreiche Konstrukt. Starten wir mit dem Thema »Biologie«.

Die Biologie des Menschen – die Basis

Die meisten Menschen konzentrieren sich überwiegend auf die biologischen Gegebenheiten ihres Körpers. Das sind die Faktoren, die unseren Körper beschreiben und wie dieser funktioniert. Hier spielen unter anderem folgende Aspekte eine wichtige Rolle:

- Geschlecht
- Alter
- Größe
- Körperzusammensetzung – das Verhältnis von Muskel- und Fettmasse
- Genetik
- Stoffwechseltyp
- Verdauung
- Hormone

In der klassischen Ernährungslehre und der Ernährungsberatung werden vor allem diese Faktoren genutzt, um den entsprechenden Energiebedarf für eine Person zu berechnen, die spätere Nährstoffzufuhr zu bestimmen und Ernährungsempfehlungen zu erstellen. Das ist zunächst vollkommen richtig, jedoch sehr wissenschaftlich und isoliert betrachtet. Denn was durch die biologische Brille gesehen optimal ist, muss noch lange nicht das sein, was am Ende auch funktioniert.

Die Rolle der Psychologie für das menschliche Ernährungsverhalten

Neben der Biologie spielen psychologische Faktoren einer Person eine ganz entscheidende Rolle. Bei der Psychologie handelt es sich um die Wissenschaft des Erlebens und Verhaltens einer Person. Hierbei sind unter anderem folgende Faktoren von Bedeutung:

- Gedanken
- Stimmungszustände
- Befürchtungen
- Erlebte Erfahrungen
- Erinnerungen
- Werteverständnis
- Ethik
- Glaube

All diese Punkte wiegen sehr schwer und bestimmen unsere gesamte Weltanschauung und die Art und Weise, wie wir uns verhalten, wie wir uns auf der Welt bewegen und wie wir wahrgenommen werden. Wessen Ethik es nicht zulässt, Tiere zu essen, wird mit Sicherheit keine dauerhafte karnivore Ernährung beibehalten (dabei handelt es sich um eine Ernährungsform, bei der nahezu ausschließlich Fleisch und tierische Produkte konsumiert werden). Diese psychologischen Faktoren machen sich vor allem dann im Bereich der Ernährung deutlich bemerkbar, wenn Ethik, Glauben und Werteverständnis sehr stark ausgeprägt sind. Verfechter einzelner Ernährungsformen identifizieren sich in diesen Fällen in einem extremen Ausmaß mit einer bestimmten Form der Nahrungsaufnahme und lassen dann in der Regel keine weiteren Meinungen zu. Häufig kommt es regelrecht zu dogmatischen Ansichten und Verhaltensweisen sowie zu dem Versuch einer Missionierung anderer Menschen, die teilweise fast schon religiöse Züge annehmen kann. Mit diesem Wissen im Hinterkopf fällt es recht schwer zu glauben, dass diese Aspekte kaum eine Rolle in der klassischen Ernährungsberatung spielen und der Fokus nahezu laserscharf rein auf die biologischen Aspekte gelegt wird.

Diese verschiedenen Ernährungsformen zeigen jedoch, dass die menschliche Biologie nicht auf eine einzig richtige Diät beschränkt ist, sondern eine gewisse Bandbreite toleriert, die von den Überzeugungen der Menschen geprägt wird. Diese Überzeugungen werden von Erlebnissen geprägt, die in der Beobachtung der Umwelt und im Umgang mit anderen wurzeln. Ist jemand mit den Haltungsbedingungen von Masttieren nicht einverstanden oder versteht er Tiere generell – auch die sogenannten Nutztiere – als beseelte Wesen, wird er eher zum Vegetarismus oder Veganismus neigen, weil er die Konsequenz zieht, keine Lebewesen als Nahrungsmittel töten zu wollen, wenn es Alternativen gibt. Ist jemand davon überzeugt, dass industriell verarbeitete Nahrungsmittel ungesund sind und nicht dem entsprechen, was die Menschheit in früheren Zeiten optimal ernährt hat, so kann es sein, dass er sich in letzter Konsequenz für eine Steinzeit-(Paläo-)Ernährung entscheidet. Gleichgesinnte schließen sich zusammen, und es kann ein Trend entstehen, der andere animiert, die jeweilige Ernährungsform zu übernehmen, die Menschen einer bestimmten Ernährungsform vernetzen sich. Genauso spielt die persönliche Lebenssituation eine Rolle. Lebe ich allein? Habe ich Familie? Wie gestalten sich hier die Mahlzeiten, was muss berücksichtig werden?

Wie der soziale Kontext das eigene Essverhalten beeinflusst

Es macht einen Unterschied, ob wir Anfang 20 sind, uns vielleicht gerade in der Ausbildung oder im Studium befinden, ein wildes Leben führen, wenig Geld haben und in erster Linie Verantwortung für uns selbst übernehmen müssen, oder ob wir uns in der Mitte unserer Dreißiger befinden, einen stressigen Berufsalltag haben, finanzielle Verpflichtungen eingegangen sind und in einer Familie mit kleinen Kindern plötzlich nicht mehr nur Verantwortung für uns, sondern auch für andere Personen übernehmen müssen. Jede Dekade unseres Lebens stellt unterschiedliche Anforderungen an uns. Der soziale Kontext, in dem wir uns bewegen, verändert sich laufend. Dazu gehören beispielsweise:

- Familie
- Freunde
- Beruf
- Schule/Universität
- Heimisches Umfeld
- Soziales Umfeld
- Kultur

Auch diese Faktoren beeinflussen die Art und Weise, wie wir uns verhalten, sehr stark. Vielleicht war das Einhalten eines Ernährungsplans kein Problem, als wir noch Single waren. Zu dieser Zeit konnten wir selbst bestimmen, was und wann wir essen. Heute sind wir möglicherweise verheiratet und nehmen unsere Mahlzeiten gemeinsam mit der Familie ein. Einem festen Plan zu folgen, wird plötzlich unmöglich. Kalorienzählen ist keine Option mehr. Und die Nahrungsmittelauswahl orientiert sich nun nicht mehr nur an den eigenen Bedürfnissen und Zielsetzungen.

Doch selbst auf sehr kleiner Ebene spielt unser Umfeld eine zentrale Rolle bei der Art und Weise, wie wir uns ernähren. Wir werden automatisch mehr verarbeitete und tendenziell eher ungesunde Lebensmittel konsumieren, je mehr wir davon in unserer unmittelbaren Umgebung aufbewahren. Ein Kühlschrank voller Junkfood und Fertigprodukte führt natürlich auch dazu, dass mehr Junkfood und Fertigprodukte konsumiert werden.

Rigide oder flexible Ernährungskontrolle?

Du siehst also: Es ist nicht die Ernährungswissenschaft allein, die darüber bestimmt, was wir essen. Die Ernährungswissenschaft kann uns im besten Fall einen Richtwert vermitteln, was wir essen sollten. Das Ziel dieses Buches ist, die wichtigsten wissenschaftlichen Erkenntnisse so in dein eigenes biopsychosoziales Umfeld zu integrieren, dass daraus wirklich langfristige und flexible Ernährungsgewohnheiten werden, die du konsequent über lange Zeit aufrechterhalten kannst, weil sie sowohl zu deinem Körper als auch zu deiner Psyche und deinem sozialen Umfeld passen.

Die meisten Diäten und Ernährungskonzepte sind sehr rigide aufgebaut. Das bedeutet, dass sie strikten Regeln und nicht selten einem Alles-oder-nichts-Ansatz folgen. Dabei gibt es häufig strenge Regeln bei der Lebensmittelauswahl und beim Timing von Mahlzeiten oder die gesamte Diät basiert auf fixen Plänen oder festgeschriebenen Zahlen. Hier einige Beispiele:

- **Schlank im Schlaf:** Hier dürfen ab 18:00 Uhr keine Kohlenhydrate mehr gegessen werden.
- **Intermittierendes Fasten:** In diesem Fall darf nur in einem ganz bestimmten Zeitfenster überhaupt Nahrung aufgenommen werden.
- **Ketogene Ernährung:** Die Kohlenhydratzufuhr wird auf eine fixe Menge oder einen ganz spezifischen Prozentsatz festgelegt, meistens 30 bis 50 Gramm Kohlenhydrate pro Tag oder maximal 5 Prozent der täglich zugeführten Energie in Form von Kohlenhydraten.
- **Paläo-Ernährung:** Hier gibt es klare Ausschlusskriterien einzelner Lebensmittelgruppen und ebenso strenge Regeln für die gesamte restliche Verhaltensweise einer Person. Es soll eine Steinzeiternährung nachempfunden werden.
- **If it fits your macros (IIFYM):** Bei dieser Form ist alles erlaubt, solange es ins Kalorienbudget und zu den Vorgaben der einzelnen Makronährstoffe passt, sprich essen nach Zahlen.

KALORIEN ZÄHLEN – ERNÄHRUNGSTREND IM FITNESSBEREICH

If it fits your macros (IIFYM) hat sich vor allem im Fitnessbereich etabliert und in den letzten Jahren einen ziemlichen Hype erlebt – positiv wie auch negativ. Bei dieser Form der Ernährung geht es vor allem darum, sich an eine zuvor fest vorgeschriebene Anzahl an Kalorien zu halten, die in unterschiedliche Mengen an Protein, Fett und Kohlenhydraten aufgeteilt werden. Der Fokus dieser Ernährungsform liegt dabei nahezu ausschließlich auf der Quantität der Nahrungsmenge und vernachlässigt dabei gleichzeitig die Nahrungsqualität.

Diese Liste ließe sich fast endlos weiterführen. Bedeutet das aber nun, dass all diese Ernährungskonzepte schlecht oder falsch sind? Nein. Für viele dieser Ernährungsformen gibt es gute Gründe und auch stichhaltige Argumente. Das Problem ist nur: Passen die eng gefassten Regeln dieser einzelnen Diäten nicht in den biopsychosozialen Kontext einer Person, ist das Vorhaben, mit einer solchen Diät erfolgreich ein Ziel zu erreichen, äußerst gering.

Eine flexible Diätkontrolle hat hingegen zum Ziel, dynamisch zu agieren. Wer sich nach diesem Konzept ernährt, muss keine strikten Regeln befolgen, sondern orientiert sich mehr an allgemeinen Prinzipien und Strategien, die die Umsetzung erleichtern. So gibt es bei einer flexiblen Diät zum Beispiel keine verbotenen Lebensmittel. Anstatt ganze Lebensmittelgruppen komplett auszuschließen oder zu verbieten, wird hier eher mit kleineren Portionen gearbeitet oder es werden Schwerpunkte und Prioritäten gesetzt. Was sehr schwammig oder vielleicht viel zu einfach klingt, hat sich sowohl in der Anwendung als auch in der Wissenschaft als vorteilhaft und Erfolg versprechend herausgestellt. So konnte in einem Pilotprojekt beispielsweise beobachtet werden, dass Personen, die einer rigiden Diätführung folgen, viel anfälliger dafür sind, sich an einzelnen verbotenen Lebensmitteln zu überessen, wenn sie einmal zur Verfügung stehen und damit allzu verlockend einen regelrechten Heißhunger auslösen können. Personen mit einer flexiblen Diätführung hingegen tendieren weniger stark zu einer solchen Reaktion, da die Lebensmittel nicht verboten sind und sie für sich Strategien entwickelt haben, solche Lebensmittel oder Mahlzeiten in ihr Ernährungsverhalten einzubauen – ohne bei ihrem Verzehr ein schlechtes Gewissen haben zu müssen und ohne negative Konsequenzen auf der Waage zu befürchten.

Ähnliches gilt bei weiteren Triggern wie etwa Stress oder generell emotionalem Essverhalten. Menschen mit flexibler Diätführung sind viel eher in der Lage, sich zu kontrollieren, im Vergleich zu Personen, die einer rigiden Ernährungsform folgen. Sei ehrlich: Kommt dir das bekannt vor? Du startest eine Diät an einem Montag. Du nimmst dir vor, von nun an auf Süßigkeiten und Junkfood zu verzichten. Du schränkst deine Kohlenhydratzufuhr ein und beginnst damit, mehr gesunde Lebensmittel in deinen Alltag zu integrieren. Perfekt! Das funktioniert auch zunächst gut. Montag und Dienstag sind kein Problem und du machst sogar noch etwas Sport, gehst vielleicht früher schlafen oder bewegst dich mehr an der frischen Luft. Alles läuft wie geplant. Es ist erst der Mittwoch, der ein paar Probleme macht. Am Nachmittag hast du Appetit auf etwas Süßes. Zu allem Überfluss haben die Kolleginnen und Kollegen im Büro einen Teller mit Keksen hingestellt. Das ist hart. Aber du bleibst diszipliniert. Auch wenn es dir nicht leichtfällt. Doch du hast dir geschworen, keine Süßigkeiten mehr zu essen, und der Zucker in den Keksen ist ohnehin ungesund.

Am nächsten Tag bahnt sich ein ähnliches Unheil am Nachmittag an. Jetzt hat zu allem Überfluss auch noch ein Kollege Geburtstag und hat Kuchen mitgebracht. Auch wenn du es eigentlich nicht wolltest, hast du dich von deinen Kolleginnen und Kollegen überreden lassen, ein Stück davon zu essen. Schließlich möchtest du auch nicht komplett unsozial sein und alle anderen im Büro ziehen dich vielleicht inzwischen schon damit auf, dass du einem vollkommenen Fitness- und Gesundheitswahn verfallen bist. Doch jetzt nimmt das Übel seinen Lauf. Denn ab dem ersten Stück Kuchen ist eh schon alles egal.

Da du deine Diätregeln ohnehin schon gebrochen hast, kannst du dir auf dem Heimweg an der Tankstelle auch gleich noch einen Schokoriegel mitnehmen. Und weil der Tag nicht mehr zu retten ist, gibt es abends zu Hause noch eine Pizza und vielleicht sogar ein paar Chips auf dem Sofa. Man spricht hier vom Dammbruch-Syndrom. Ist der Damm erst einmal gebrochen, gibt es kaum noch ein Halten und man ist nur schwer in der Lage dazu, diese emotionale Lawine zu stoppen. Eigentlich sollte dann am Freitag wieder alles besser werden. Aber mal ehrlich: Wer startet schon seine Diät an einem Freitag? Du beschließt, es dir am Wochenende noch einmal gut gehen zu lassen, um dann am Montag wieder zu starten – dieses Mal aber wirklich. Eine solche Abwärtsspirale durchleben sehr viele Menschen. Woche für Woche. Monat für Monat. Und oftmals sogar über Jahre hinweg. Von Montag bis Donnerstag sind sie dabei unzufrieden, weil sie auf Diät sind und nach restriktiven Regeln leben müssen. Von Donnerstag bis Sonntag sind sie dann unzufrieden mit sich selbst, weil sie es wieder einmal nicht geschafft haben, sich an ihre sich selbst auferlegten Regeln zu halten. Das bedeutet: Sie sind eigentlich immer unzufrieden.

Schlimmer noch: Von Donnerstag bis Sonntag werden dann oftmals so viele Kalorien zugeführt, dass das zum Abnehmen nötige Kaloriendefizit, das von Montag bis Donnerstagnachmittag eingehalten wurde, wieder zunichtegemacht wird. Das bedeutet, dass sich diese Personen ständig unwohl fühlen, permanent das Gefühl haben, auf Diät zu sein – und dennoch bewegt sich der Zeiger auf der Waage immer weiter nach oben, die Hosen werden enger und das Spiegelbild ist alles, aber nicht das, was man sich eigentlich vorgestellt hätte.

Richtig brisant wird es nun, wenn versucht wird, all das zu kompensieren, indem immer mehr, immer härter und immer strenger Diät gehalten wird. Dann werden auch die Rückschläge und das Dammbruch-Syndrom immer extremer. Die emotionale Belastung nimmt zu. Und gleichzeitig wird die Fitness und Körperzusammensetzung immer schlechter: weil während der Tage des harten Defizits die Muskulatur schwindet und während der Phasen des Kalorienüberschusses mehr Fett als Muskeln aufgebaut wird. Mit diesem Hin und Her manövriert man sich in eine unangenehme Sackgasse.

Mit einem flexiblen Diätansatz lassen sich diese Probleme eingrenzen. Denn wie gezeigt werden kann: Je strikter die Diätregeln ausfallen, desto eher werden sie gebrochen und desto stärker fällt die Gegenreaktion aus. Eine flexible Diätkontrolle steht hingegen in messbarem Zusammenhang mit einem niedrigeren Körpergewicht, weniger emotionalen Essanfällen und einer geringeren Rate der permanenten Unzufriedenheit und einer durch Diät verursachten Depression. Es lohnt sich also, nicht nur in Schwarz oder Weiß zu denken, sondern flexibler zu agieren – indem man sich mehr Spielräume schafft. Diese Spielräume beziehen sich vor allem auf die Komponenten Motivation und Machbarkeit. Letztlich läuft nahezu unser gesamtes Verhalten, insbesondere das, welches auf Automationen und Gewohnheiten basiert, darauf hinaus, wie diese beiden Werte zueinander stehen. Das sogenannte Fogg-Verhaltensmodell setzt diese Werte ins Verhältnis.

Das Fogg-Verhaltensmodell

Wer die biopsychosozialen Komponenten und die Probleme einer rigiden Diätkontrolle zusammen betrachtet, landet früher oder später unweigerlich beim sogenannten Fogg-Verhaltensmodell. Dieses Modell geht auf den Verhaltensforscher Brian Jeffrey Fogg zurück und beschreibt recht anschaulich, wie Verhalten und der Aufbau von Routinen und willentlichen Verhaltensmustern funktioniert. Oder einfacher ausgedrückt: Es zeigt uns, warum wir tun, was wir tun, und wie wir es schaffen können, Dinge zu tun, die wir bisher noch nicht so umsetzen, wie wir es jedoch vielleicht gern tun würden. Das bedeutet: Wir müssen uns die Regeln und Vorgehensweisen so individualisieren, dass sie in unser biopsychosoziales Gefüge passen. Werfen wir hier nun aber einen Blick auf ein visualisiertes Beispiel des Fogg-Verhaltensmodells, um das alles etwas besser zu verstehen.

Auf der y-Achse des Diagramms findest du die Motivation, auf der x-Achse die Machbarkeit. Quer durch das gesamte Diagramm verläuft eine Kurve: die Handlungslinie. Sie ist entscheidend. Denn diese imaginäre Linie entscheidet, ob wir einem Verhalten nachkommen oder nicht. Eine Verhaltensweise ist in diesem Fall ein Zusammenspiel aus Motivation und Umsetzbarkeit. Je höher die Motivation ist, etwas zu tun, desto wahrscheinlicher wird es, dass du eine bestimmte Verhaltensweise auch umsetzt. Und je einfacher die Umsetzbarkeit ist, desto höher ist auch die Wahrscheinlichkeit, dass du ein solches Verhalten auch wirklich und tatsächlich realisierst. Im Schaubild lässt sich das recht einfach darstellen. Verhaltensweisen, deren Schnittpunkte aus Motivation und Machbarkeit sich rechts der Handlungslinie treffen, werden mit einer hohen Wahrscheinlichkeit auch umgesetzt und finden statt. Daraus lässt sich beispielsweise ableiten, dass es uns bei ausreichend hoher Motivation auch gelingt, schwierige Dinge zu erreichen. Denke an das Beispiel mit dem Dammbruch-Syndrom. Mittwoch war es schon schwierig, zu den Keksen Nein zu sagen. Durch die hohe Motivation ist es trotzdem gelungen. Denn die hohe Motivation hat die Schwierigkeit der Aufgabe kompensiert. Donnerstag wiederum ist die

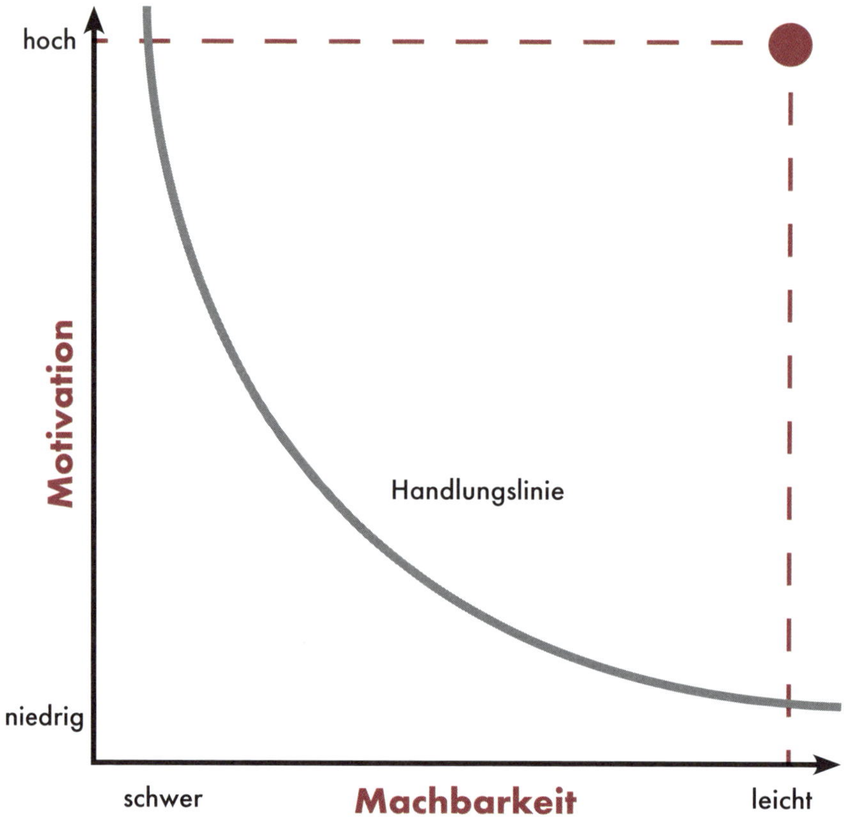

Verhalten und Gewohnheiten lassen sich mithilfe des Fogg-Verhaltensmodells verstehen und vorhersagen.

Motivation schlagartig zurückgegangen. Plötzlich sind die exakt gleiche Aufgabe und Verhaltensweise, die am Vortag noch umsetzbar waren, unmöglich einzuhalten.

Sehr häufig lässt sich das auch bei guten Neujahrsvorsätzen beobachten. Mit der hohen Motivation zum ersten Januar hin schaffen wir es, sogar schwierige Aufgaben und Vorhaben zu bewältigen. Wir machen mehr Sport, essen weniger Zucker, schlafen länger und so weiter. Das funktioniert auch anfangs – ähnlich wie die Diät, die bereits im letzten Kapitel beschrieben wurde. Doch es kommt der Tag, an dem jeder von uns vom Alltag eingeholt wird. Denn unsere neuen Verhaltensweisen passen vielleicht noch nicht optimal zu unserer alten Umgebung. Und in dem Moment, wenn der Alltag wieder voll durchschlägt, sinkt die Motivation und all das, was wir

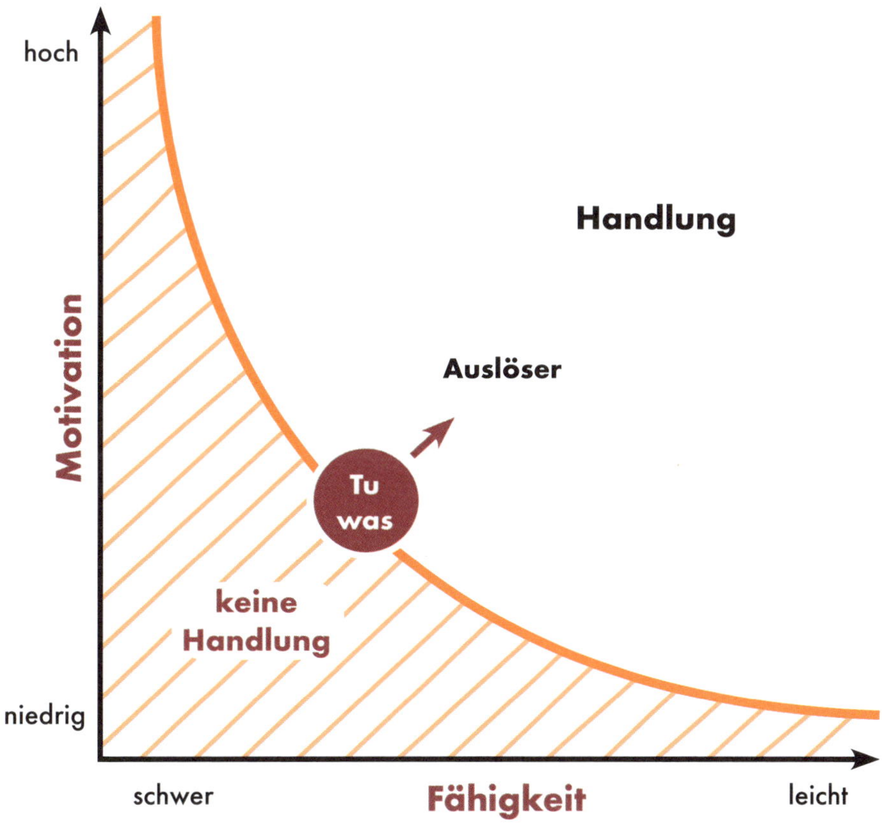

Liegt der Schnittpunkt aus Motivation und Fähigkeit rechts der Handlungslinie, findet auch ein Verhalten statt. Ist die Aufgabe zu schwierig oder die Motivation zu gering, landet der Schnittpunkt links der Handlungslinie und es findet keine Aktion statt.

uns vorgenommen haben, scheint plötzlich zu schwierig und nicht mehr machbar. Wir landen links der Handlungslinie. Doch wie lautet die Lösung? Gemäß dem Fogg-Verhaltensmodell ist die Lösung eigentlich ganz einfach. Anstatt uns auf unsere Motivation zu verlassen oder unsere Willenskraft, müssen wir uns unser Vorhaben so einfach wie möglich machen. Es muss so leicht zu bewerkstelligen sein, dass wir selbst in einem Motivationstief noch immer rechts der Handlungslinie landen.

Das größte Problem, mit dem die meisten Menschen zu kämpfen haben, die etwas an ihrer Ernährung, ihrer Optik oder ihrer Gesundheit verändern möchten, ist die Überforderung. Sie wollen zu schnell zu viel. Das bedeutet: Es wird zu schwierig, weil die Motivation nicht ausreicht, um so lange und konsequent den Plan einzuhalten, bis sich Erfolg einstellt. Falls du jetzt denkst, dass du einfach nur zu schwach bist und zu wenig Willenskraft mitbringst: keine Sorge. Erstens ist das nicht der Fall und zweitens bist du damit nicht allein. Motivation ist ein generell sehr schwankender Faktor. Die eigene Motivation kann sich innerhalb kürzester Zeit verändern. Das kann innerhalb von Stunden oder Minuten passieren. Aber auch einzelne Situationen können die Motivation komplett auf den Kopf stellen. Ein Beispiel: Die Motivation, eine Diät zu starten, ist an einem Montag höher als an einem Freitag. Das hast du ja bereits mitbekommen. Die Motivation ist aber auch morgens nach dem Aufstehen höher als abends nach einem stressigen Arbeitstag. Daher sind es meist auch die Abende, die die größten Herausforderungen einer Diät darstellen. Generell lässt sich damit allerdings schon erkennen, dass die Motivation zum Diätstart am Montagmorgen am höchsten und am Freitagabend am schwächsten ausgeprägt ist.

Wir können uns also auf unsere Motivation als durchgehenden Antrieb nicht verlassen. Das bedeutet, dass wir an der Machbarkeit arbeiten müssen, und dies wiederum verweist uns zurück zur flexiblen Diätführung und zu den biopsychosozialen Komponenten. Wenn deine Diät nicht zu deinen biopsychosozialen Faktoren passt, wird sie grundsätzlich schwieriger umzusetzen sein. In diesem Fall wäre mehr Motivation nötig, auf die wir uns aber, wie wir gesehen haben, nicht verlassen können. Das ist ein Dilemma. Der einzige Ausweg besteht darin, nach Prinzipien zu handeln und die Regeln an den biopsychosozialen Komponenten auszurichten. Du bist aus ethischen Gründen nicht bereit, tierische Produkte zu konsumieren? Halte dich fern von der Paläo-Ernährung. Die Regeln und Vorgaben der Paläo-Diät passen nicht zu deinen Werten und deinem biopsychosozialen Kontext. Du hast Konzentrationsschwierigkeiten und Erscheinungen von Unterzucker, wenn du das Frühstück ausfallen lässt? Dann ist das klassische intermittierende Fasten nach dem Muster 16/8 nichts für dich. Es passt nicht zu deiner Biologie. Du hast eine Familie und es lässt sich nicht vereinbaren, abends keine Kohlenhydrate mehr zu essen, weil die Kinder hier nicht mitspielen? Dann vergiss das Schlank-im-Schlaf-Konzept. Dein sozialer Kontext ist nicht kongruent mit diesem Diättypus.

Bedenke Folgendes: Egal, ob es sich um die Ernährung, dein Training oder auch sämtliche weitere gesundheitliche Aspekte handelt, wenn du diese Vorgehensweisen nicht langfristig umsetzen kannst – auch wenn du in einem Motivationstief hängst –, werden sie auch nicht für nachhaltige Ergebnisse sorgen. Wenn du jetzt eine Diät machst, um dann anschließend wieder normal zu essen, hast du dir deinen Platz im Jo-Jo-Karussell bereits gebucht. Schließlich ist die normale Ernährung genau die Ernährungsform, die dich an den Punkt gebracht hat, überhaupt erst eine Diät machen zu müssen.

Gewohnheiten – nur ein Teil des Puzzles

Damit du eine neue Gewohnheit langfristig und nachhaltig beibehältst, muss diese Gewohnheit im Einklang mit deinem biopsychosozialen Kontext stehen. Und damit ein Verhalten überhaupt erst zur Gewohnheit wird, musst du entsprechend handeln, und zwar regelmäßig – was dir erst dann gelingt, wenn Motivation und Machbarkeit im Einklang stehen. Das erreichst du, wenn du nach dem Fogg-Verhaltensmodell vorgehst. Doch eine nachhaltige Verhaltensänderung geht noch tiefer und bisher kratzt du nur an der Oberfläche.

Sicherlich dachtest du dir, als du dieses Buch gekauft hast, dass du ein reines Ernährungsbuch erworben hast. Viele Inhalte über Kalorien, Makronährstoffe, Vitamine und vielleicht auch etwas über spezielle Diäten. Keine Sorge. All das wird noch kommen. Wenn du deine Ernährung jedoch langfristig umstellen möchtest, ohne die Notwendigkeit, jedes Jahr aufs Neue eine Sommerdiät durchführen zu müssen, und stattdessen das ganze Jahr über gut in Form sein möchtest, dann sind diese Informationen nicht die entscheidenden Komponenten. Zumindest nicht von Beginn an.

Seien wir ehrlich: Es ist vollkommen egal, wie gut der Plan ist – sei es im Bereich der Ernährung, des Trainings oder in jedem anderen Bereich des Lebens. Solange dieser Plan nicht befolgt wird oder die Personen, die ihn befolgen sollten, nicht an sich glauben, wird diese Vorgehensweise auch nicht zum Erfolg führen. Das ist auch der Grund, warum viele Menschen, die eigentlich wissen, was zu tun ist, es trotzdem nicht schaffen, ihre Ziele zu erreichen. Nahezu jeder Mensch wird wissen, dass ein frischer Apfel gesünder ist als ein Apfelkuchen. Dennoch ist es schwierig, sich im Zweifelsfall gegen den Apfelkuchen und für das frische Obst zu entscheiden. Teilweise hast du bereits erfahren, warum das so ist, oder du kannst dir die Begründung aufgrund dessen herleiten, was du auf den vorherigen Seiten erfahren hast. Etwas im eigenen Leben zu verändern, ist deutlich vielschichtiger, als viele annehmen mögen. Robert Dilts' Pyramide der Verhaltensänderung gibt das sehr gut und anschaulich wieder.

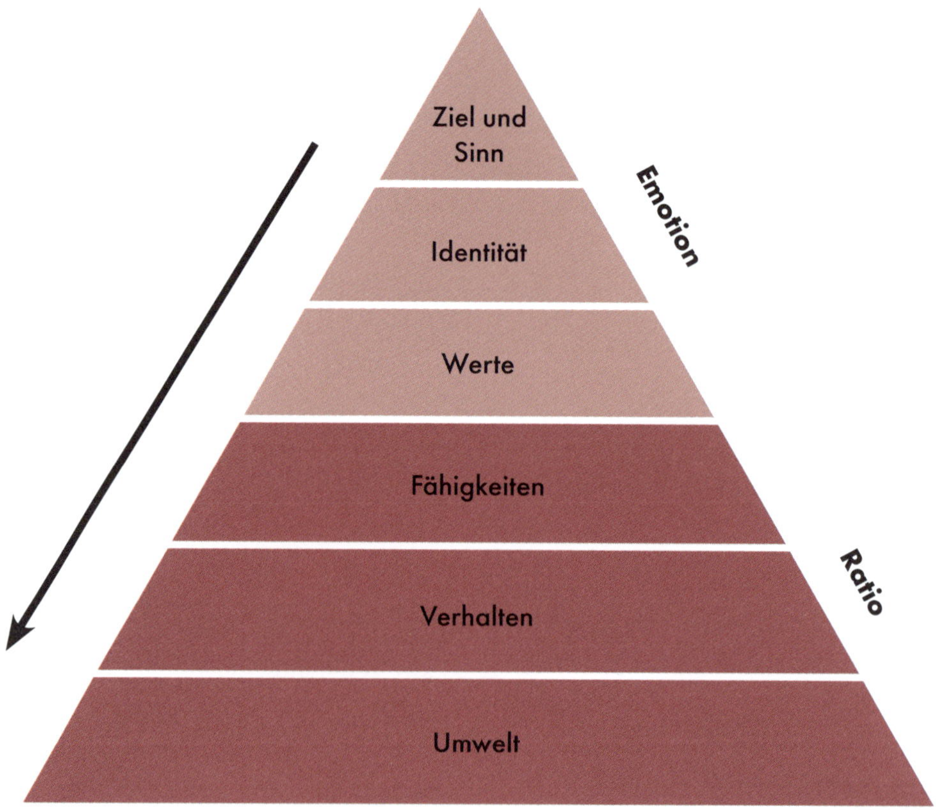

Die Verhaltenspyramide nach Dilts beschreibt die einzelnen Logikebenen einer Verhaltensänderung, aufgeteilt in emotionale und rationale Kriterien.

Die einzelnen Ebenen der Pyramide stehen in einem direkten Zusammenhang, sind gleichzeitig jedoch in einer klaren Hierarchie aufgebaut. Das bedeutet: Die oberen Ebenen der Pyramide kontrollieren die Ebenen darunter und üben so einen direkten Einfluss aus. Umgekehrt ist das aber nicht zwangsweise der Fall, wie gleich noch deutlich werden wird. Neue Gewohnheiten auszuprägen, wird von vielen Coaches gern als Goldstandard betitelt. In Wirklichkeit befinden sich Gewohnheiten jedoch sehr tief in der Pyramide der Veränderung nach Robert Dilts. Ist es also falsch, sich darauf zu beziehen? Nein. Denn die Erfahrung zeigt, dass das Arbeiten an neuen Gewohnheiten und Routinen tatsächlich einen starken Einfluss auf die darüber liegenden Ebenen der Pyramide bewirken kann und somit ein einfacher und effektiver Einstieg ist, um neue Verhaltensweisen zu etablieren.

Die unterste Ebene der Pyramide stellt die eigene Umgebung dar. Diese ersten Veränderungen können in der Praxis oftmals als Initialzündung wirken, um Veränderungsprozesse einzuleiten. Du beginnst beispielsweise als Startsignal einer Diät, ungesunde Lebensmittel aus der Küche zu verbannen, oder kaufst dir neue Sportschuhe, um dich zum regelmäßigen Training zu motivieren. Fast jede Person kennt eines dieser oder ähnliche Szenarien. Das Problem daran ist: Beeinflusst wird auf diese Weise der ohnehin schon instabilste Bereich einer Verhaltensänderung, wie das Fogg-Verhaltensmodell schon gezeigt hat. Gleichzeitig kommt diese kurzfristige Motivation durch externe Reize und nicht von inneren Werten. Was das bedeutet, wird gleich noch genauer beschrieben. Aus diesem Grund sind derartige Veränderungen und Vorgehensweisen auch sehr anfällig für Rückschläge und dienen als alleinige Maßnahmen nicht, um langfristige und nachhaltige Ergebnisse zu erzielen. Deutlich wird das beispielsweise beim Beobachten der Frequentierung von Fitnessstudios kurz nach Neujahr. Während der ersten zwei bis drei Monate im neuen Jahr werden wohl die meisten Abos abgeschlossen und in den Anlagen herrscht das stärkste Gedränge. Das Anmelden in einem Fitnessstudio ist aber nur ein kurzfristiger Motivator, was sich spätestens zum Sommer zeigt, wenn die Studios wieder zunehmend leerer werden. Die Veränderung der Umgebung kann also wirklich nur als Katalysator dienen, wenn nachhaltige Gewohnheitsänderungen angestrebt werden sollen.

Die nächste Ebene in der Pyramide der Veränderung nach Dilts betrifft die Gewohnheiten. Wie bereits beschrieben sind Gewohnheiten die Basis jedes weiteren Verhaltens. Sie werden sowohl von der oberen als auch von der unteren Ebene beeinflusst: Eine Veränderung der Umgebung kann den Grundstein für neue Gewohnheiten legen. Gleichzeitig können neue sinnvolle Gewohnheiten nur dann entstehen, wenn ausreichend Wissen vorhanden ist, um die richtigen Entscheidungen zu treffen. Wissen ist dabei ein Teil der Fähigkeiten aus der dritten Ebene. Schließlich bringt es niemanden an das erhoffte Ziel, gewohnheitsmäßig das Falsche zu tun.

Die Ebene der Gewohnheiten wird in vielen Veröffentlichungen und von vielen Coaches deshalb ins Zentrum des Tuns gestellt, weil sie in der gesamten Verhaltenspyramide die einzige aktive Ebene ist. Sprich: In unserem Verhalten drücken wir alle weiteren Ebenen aus. Der stärkste Antrieb von Verhaltensweisen sind dabei die drei obersten Ebenen der Pyramide. Denn über unser Verhalten drücken sich die Mission, die Identität und die Werte einer Person aus, sie teilt sich so der Umwelt mit.

Schließen wir den Bogen zur Ernährung: Personen, die sich als schlank wahrnehmen (Identität) und deren innere Werte stark mit den Themen Gesundheit, Fitness und einem aktiven Lifestyle korrelieren, führen keine kurzfristige Diät durch, sondern sehen sich als sportliche Menschen an und möchten auch so von außen wahrgenommen werden. Personen, die sich als Veganer bezeichnen, verzichten nicht auf Fleisch im Sinne von: »Eigentlich würde ich es gern essen, aber ...« Zu ihrer Identität als Veganer zählen Werte wie die vollkommene Selbstverständlichkeit, auf tierische Produkte zu verzichten, und diese Entscheidung haben sie aus innerer Überzeugung getroffen. Hier zeigt sich die enorme Bedeutung und der starke Einfluss der biopsychosozialen Komponenten erneut.

Indem du dieses Buch liest, eignest du dir die Fähigkeiten und das Wissen an, um leichter und erfolgreicher neue Verhaltensweisen und Routinen ausprägen zu können. Entscheidend für die tatsächliche Umsetzung ist dann allerdings die Vereinbarkeit der vorgeschlagenen Strategien mit deinen Werten. Ein Verhalten, das aus inneren Werten heraus entspringt, wird auch als intrinsische Motivation bezeichnet. Sie ist deutlich stärker als die Motivation, die von außen kommt, etwa durch die Veränderung der Umgebung. Am Ende spielen alle Faktoren zusammen. Die Umgebung und die Fähigkeiten, bestimmte Verhaltensweisen auszuführen und beizubehalten, bringen alles in Gang. Innere Werte, identitätsbasierte Ziele und eine übergeordnete Mission halten die neuen Routinen aufrecht. Wenn du also wirklich daran interessiert bist, nachhaltige Ergebnisse zu erzielen, solltest du all das, was du bisher hier gelernt hast, immer als Grundstein und Grundvoraussetzung sehen, um in die beste Form deines Lebens zu kommen und dauerhaft dort zu bleiben. Doch widmen wir uns jetzt den Werkzeugen, die uns zur Verfügung stehen, um Gewohnheiten zu entwickeln, die dir dieses Resultat überhaupt erst ermöglichen.

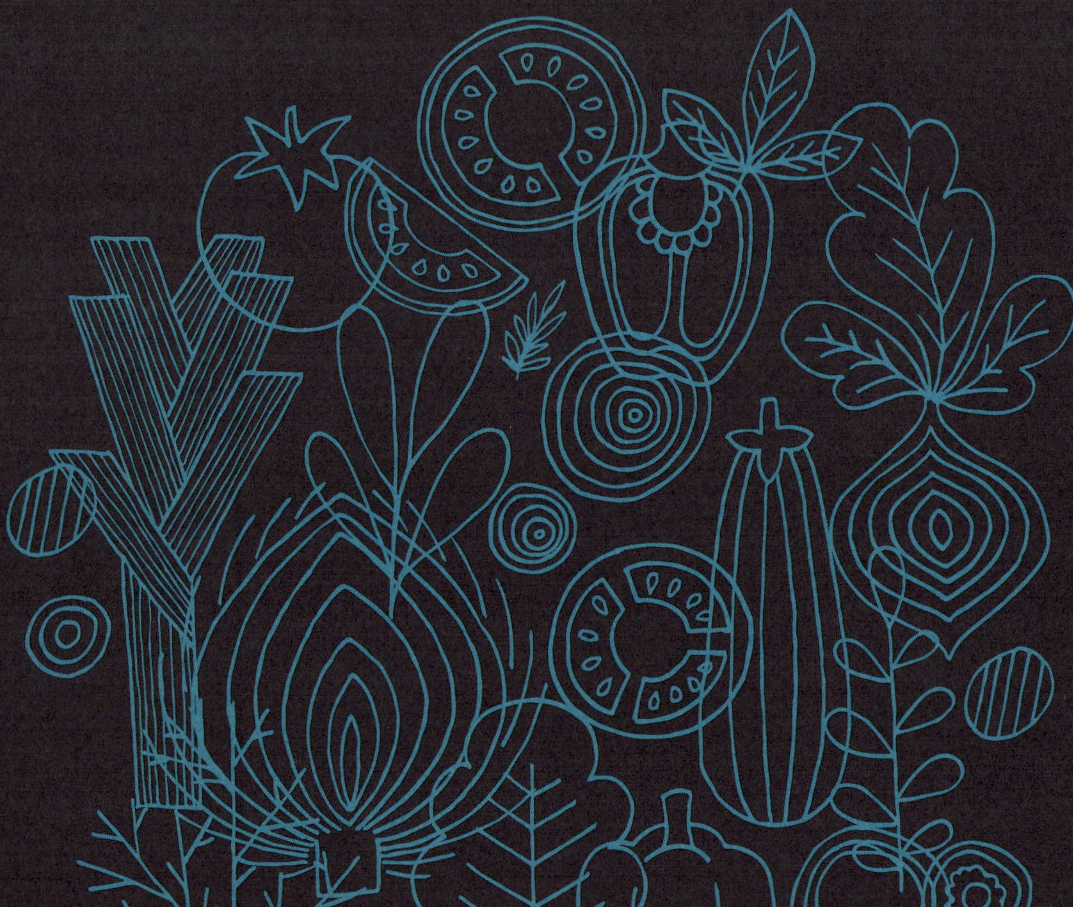

2

ERNÄHRUNGS-WISSENSCHAFTLICHE GRUNDLAGEN

First things first: Protein

Die Bezeichnung »Protein« lässt sich vom griechischen Wort *proteus* ableiten und bedeutet so viel wie »Ich nehme den ersten Platz ein«. Entsprechend solltest auch du dein Hauptaugenmerk bei der Ernährung als Erstes auf die Proteinzufuhr legen. Proteine fungieren im Organismus in erster Linie als Baustoff für strukturelle Aufgaben, etwa für den Aufbau von Muskulatur, Haut, Haaren und Nägeln. Aber auch Enzyme, bestimmte Hormone und Immunfaktoren sind Proteine oder enthalten Grundbausteine der Proteine, die Aminosäuren. Die Muskulatur ist das Gewebe mit dem höchsten Proteinvorkommen im menschlichen Körper, obwohl diese zu nur rund 20 Prozent aus Proteinstrukturen und etwa 80 Prozent aus Flüssigkeit bestehen. Nahrungsproteine haben jedoch auch noch weitere Vorteile. Sie sättigen beispielsweise sehr gut und halten den Appetit unter Kontrolle. Das hilft uns, flexibel und ohne permanentes Kalorienzählen gut in Form zu bleiben.

Obwohl Proteine zu den Makronährstoffen zählen und pro Gramm rund vier Kilokalorien liefern, spielen sie unter normalen Stoffwechselbedingungen keine bedeutende Rolle bei der Energiebereitstellung. Erst bei mehrstündigen Ausdauerbelastungen oder einer sehr kohlenhydratarmen Ernährung, in Kombination mit intensivem Training, greift der Körper bei der Bereitstellung von Energie auf Proteine zurück. Bei einer guten Ernährungsplanung sollten diese Szenarien jedoch vermieden werden.

Die Bausteine der Proteine sind die Aminosäuren. Von diesen Bausteinen sind mehr als 200 unterschiedliche Arten bekannt. Dennoch sind es gerade einmal 21 Aminosäuren, aus denen praktisch alle Proteinstrukturen in unserem Körper gebildet werden. Und nur neun dieser 21 Aminosäuren sind essenziell, müssen also über die Nahrung zugeführt werden, weil der Körper sie nicht selbst herstellen kann. Die restlichen Aminosäuren sind nicht essenziell. Sprich: Unser Organismus ist in der Lage, sie durch den Umbau der essenziellen Aminosäuren selbst zu synthetisieren. Oftmals liegt jedoch der Bedarf an einigen nicht essenziellen Aminosäuren höher als die Kapazität der Eigensynthese. In diesen speziellen Situationen werden aus eigentlich nicht essenziellen Aminosäuren vorübergehend essenzielle Aminosäuren. Man spricht in diesem Fall von semiessenziellen Aminosäuren. Vor allem bei einer starken Immunaktivität oder sehr hohen Trainingsumfängen oder maximalen Trainingsintensitäten kann es zu solchen Engpässen kommen.

Grundsätzlich kann an dieser Stelle jedoch schon einmal zusammengefasst werden, dass der Proteinbedarf des Körpers sehr eng mit der Menge an essenziellen Aminosäuren einzelner Proteinlieferanten zusammenhängt. Hier kommt die biologische Wertigkeit ins Spiel. Je höher die Konzentration essenzieller Aminosäuren in einem proteinreichen Lebensmittel ist und je stärker die Zusammensetzung der Aminosäuren dem menschlichen Bedarf ähnelt, desto höher ist auch die biologische Wertigkeit. Auf der anderen Seite kann jedoch auch gesagt werden: Je höher die Gesamtzufuhr an Proteinen ist und je abwechslungsreicher die Zufuhr der Proteinquellen ausfällt, desto irrelevanter wird die biologische Wertigkeit der einzelnen Proteinlieferanten.

In der folgenden Tabelle ist die biologische Wertigkeit einzelner Proteine aufgeführt. Auffällig dabei ist, dass die Proteinlieferanten mit der höchsten biologischen Wertigkeit nahezu vollständig aus tierischen Proteinquellen stammen. Das bedeutet nicht, dass pflanzliche Proteine nicht durchaus auch hochwertig sein können oder dass eine rein vegane Ernährung mit ausschließlich pflanzlichen Proteinen nicht auch umsetzbar wäre. Es bedeutet lediglich, dass bei einer veganen Ernährung deutlich stärker auf die Kombination und Abwechslung einzelner Proteinquellen geachtet werden muss als bei einer Mischkost, bei der auch tierische Proteine konsumiert werden.

Biologische Wertigkeit einzelner Lebensmittel	
Lebensmittel	**Biologische Wertigkeit**
Vollei	100
Kuhmilch	100
Kartoffeln	96
Rindfleisch	87
Sojamehl	84
Bohnen	73
Weizen	59

Da Proteinstrukturen permanent auf- und wieder abgebaut werden, müssen wir regelmäßig Proteine über die Nahrung zuführen. Sportlerinnen und Sportler haben darüber hinaus einen deutlichen Mehrbedarf an Proteinen, beispielsweise für den Neuaufbau von Muskeln (deren Wachstum Muskelhypertrophie genannt wird und wofür Proteinstrukturen gebraucht werden). Bei ihnen besteht auch ein erhöhter Bedarf, um die Muskulatur zu erhalten, außerdem ist der starke Verschleiß von Proteinstrukturen durch intensive Trainingsbelastungen mitzuberücksichtigen. Außerdem kommt es durch eine erhöhte Proteinzufuhr in bestimmten Situationen auch zu einem Stimulationseffekt der Proteinsyntheserate im Körper. Das ist der Mechanismus des Proteinaufbaus, etwa des Aufbaus von Muskelproteinen. Dazu aber in den folgenden Abschnitten mehr.

Um das Thema Protein ranken sich allerdings auch einige Mythen, und Empfehlungen über die Menge, die ein Sportler zu sich nehmen muss, werden häufig missverstanden oder Studienergebnisse werden fehlerhaft interpretiert. Häufiger verlieren sich viele Empfehlungen in einem Mikromanagement, das weder notwendig ist noch dazu beiträgt, die einzelnen Interventionen dauerhaft aufrechtzuerhalten. Daher ist es wichtig, von Beginn an zu verstehen, dass es beim Thema Protein ebenfalls so etwas wie eine Hierarchie gibt. Alle weiteren Empfehlungen in diesem und auch in weiteren Kapiteln dieses Buches sollten entsprechend im Kontext dieser Hierarchie betrachtet werden.

Gesamtproteinzufuhr: Der Faktor mit dem stärksten Einfluss bei den Proteinen ist die gesamte Zufuhrmenge, die regelmäßig konsumiert wird. Bevor also viel Wert auf den richtigen Zeitpunkt der Proteinzufuhr oder spezielle Nahrungsergänzungsmittel gelegt wird, sollte in jedem Fall sichergestellt sein, dass die Gesamtproteinmenge pro Tag ausreichend hoch ist. Dabei wird jedoch vorausgesetzt, dass die Art der Proteine, die zugeführt werden, größtenteils aus dem oberen Drittel der biologischen Wertigkeit stammt oder es zu einer hohen Variation unterschiedlicher Proteinlieferanten kommt. Lediglich wenn durchweg minderwertiges Einzelprotein konsumiert wird, wie etwa die alleinige Zufuhr einer Proteinquelle, die nicht alle essenziellen Aminosäuren enthält, kann die Frage nach der Qualität der zugeführten Aminosäuren zum limitierenden Faktor werden. In der Praxis ist das jedoch kaum zu beobachten. Aus rein praktischer Sicht gilt also: Der Fokus bei der Proteinzufuhr liegt auf der Gesamtproteinzufuhr.

Verteilung der Proteine über den Tag: An zweiter Stelle steht die Verteilung der einzelnen Proteinportionen über den Tag. Es ist beispielsweise deutlich weniger sinnvoll, die Gesamtproteinmenge des Tages in einer einzigen Mahlzeit zu konsumieren. Besser wird sie auf vier Mahlzeiten über den Tag verteilt. Wer zum Beispiel das Ziel verfolgt, maximale Muskelmasse aufzubauen, sollte großen Wert darauf legen, jede Möglichkeit zur Stimulation der Muskelproteinsynthese wahrzunehmen. Der Konsum von Protein über die Nahrung führt zu einer Stimulation dieses Mechanismus [1]. Allerdings muss hierbei auch erwähnt sein, dass »öfter« nicht »besser« bedeutet. Nach dem Konsum von Proteinen und einem entsprechenden Anstieg der Aminosäurenkonzentration im Blut wird die Muskelproteinsynthese zwar stimuliert, ist im Anschluss jedoch für mehrere Stunden nur wenig sensibel gegenüber weiteren Reizen. In der Fachsprache wird dies auch als Muscle Full Effect bezeichnet.[2]

Zeitpunkt der Proteinzufuhr in Bezug auf die Trainingseinheiten: Ein Thema, das über Jahre hinweg heißer gekocht wurde, als es eigentlich hätte sein müssen, ist das Timing der Proteinzufuhr. Diverse Veröffentlichungen haben das Timing der Proteinzufuhr in ihrer Priorität sogar höher gestellt als die Gesamtproteinzufuhr im Allgemeinen.[3] Mittlerweile wissen wir allerdings, dass das Timing der Proteinaufnahme rund um die Trainingseinheiten für den Großteil aller Sportlerinnen und Sportler den mit Abstand schwächsten Einfluss auf das Erreichen des Gesamtergebnisses mit sich bringt. Wirklich relevant kann eine solche Strategie insbesondere für Hochleistungsathletinnen und -athleten sein. Im Freizeitsport – egal, wie ambitioniert dieser betrieben wird –, stehen das Abdecken des Gesamtproteinbedarfs und die gleichmäßige Verteilung der Proteinzufuhr deutlich über der Bedeutung des Timings der Proteinzufuhr rund um die Trainingseinheiten.

Wie viel Protein wird benötigt?

Die Deutsche Gesellschaft für Ernährung (DGE) empfiehlt Personen zwischen 19 und 65 Jahren eine tägliche Proteinzufuhr von 0,8 Gramm pro Kilogramm Körpergewicht. Personen über 65 Jahren wird eine Zufuhrempfehlung von 1,0 Gramm Protein pro Kilogramm Körpergewicht ausgesprochen. Wie sinnvoll und vor allem zeitgemäß diese Empfehlungen sind und ob es nicht vielleicht erstrebenswert von nahezu jeder gesunden Person ist, doch deutlich mehr Protein zuzuführen, soll auf den folgenden Seiten diskutiert werden.

Einer der Hauptkritikpunkte an den Empfehlungen der DGE ist zweifelsfrei die Verallgemeinerung der Proteinzufuhr. Die ursprünglichen Empfehlungen stammen aus Untersuchungen aus dem letzten Jahrhundert und wurden maßgeblich an

Personen durchgeführt, die primär einer sitzenden Tätigkeit nachkamen und sich kaum bewegten. Die Erkenntnisse dieser Untersuchungen wurden anschließend wahllos auf praktisch alle Populationsgruppen zwischen 19 und 65 Jahren übernommen, ungeachtet dessen, ob sich diese Personen mehr bewegen, mehr Sport treiben oder wie viel Gesamtenergie sie über die Nahrung zu sich nehmen. Laut diesen Empfehlungen ist der Proteinbedarf eines 22-jährigen Studenten, der regelmäßig ins Fitnessstudio geht und am Wochenende auch gerne mal beim Feiern zu finden ist, gleich hoch wie etwa der Proteinbedarf einer 55-jährigen Frau, die sich möglicherweise ansatzweise in der Menopause befindet und einem Bürojob auf Managementebene nachkommt mit langen Arbeitstagen am Schreibtisch. Und dieser Proteinbedarf entspricht wiederum dem gleichen Bedarf wie bei ihrem zehn Jahre älteren Ehemann, der seit zwölf Monaten in Rente ist. Dass diese Annahmen zutreffen, ist eher unwahrscheinlich.

Donald Layman verfasste bereits 2009 ein Review[4] zum Thema Proteinversorgung und konnte darin gleich mehrere interessante Fakten zum Thema Proteinzufuhr feststellen. Eine Erhöhung der Proteinzufuhr auf 1,2 Gramm Protein pro Kilogramm Körpergewicht könnte beispielsweise zu einer verbesserten Knochengesundheit beitragen. Außerdem konnte beobachtet werden, dass der Proteinbedarf in einer umgekehrten Korrelation mit der Energiezufuhr steht. Das bedeutet: Je weniger Kalorien konsumiert werden, desto höher ist der Proteinbedarf, um beispielsweise die Muskelmasse zu erhalten. Ähnliches gilt in zunehmendem Alter. Die Sensibilität für Reize auf die Muskelproteinsynthese über die Zufuhr von Nahrungsproteinen nimmt im Alter ab. Entsprechend muss eine 60-jährige Person für die gleichen physiologischen Reaktionen im Organismus mehr Proteine zuführen als eine Person mit Anfang 20.[5,6] Die Menge von 1,2 bis 1,6 Gramm Protein pro Kilogramm Körpergewicht scheint hier die sinnvollste Empfehlung darzustellen, wie sich auch im Verlauf der weiteren Abschnitte dieses Kapitels herausstellen wird. Im Folgenden wird vor allem die Rolle der Proteine für das Erreichen sportlicher und ästhetischer Ziele genauer erläutert.

Protein und Muskelaufbau

In den vorherigen Unterkapiteln wurde bereits auf die Thematik der Proteinsynthese eingegangen. Für den Muskelaufbau spielt die Muskelproteinsynthese die alles entscheidende Rolle. Um das nachvollziehen und einordnen zu können, ist es wichtig, den Proteinstoffwechsel im menschlichen Organismus übergeordnet zu verstehen. In unserem Körper werden täglich Proteinstrukturen auf- und abgebaut. Man spricht in diesem Zusammenhang von der Protein Turnover Rate (PTR). Dabei können abgebaute Proteinstrukturen bis zu einem gewissen Grad wiederverwertet werden. Das bedeutet: Aus bestehenden Proteinstrukturen werden einzelne Aminosäuren, die dann wiederum verwendet werden können, um neue Proteinstrukturen aufzubauen. Intensives Krafttraining führt beispielsweise zu einer mikrostrukturellen Verletzung der beim Training involvierten Muskeln. Es werden also Proteinstrukturen beschädigt. Die beschädigten Strukturen werden anschließend abgebaut und durch neue funktionsfähige Proteinstrukturen ersetzt. Das geschieht in der Phase der Regeneration nach einem intensiven Training. Die Regeneration spielt also eine mindestens gleichbedeutende Rolle beim Muskelaufbau wie das Training selbst. Im Training werden Reize gesetzt, während der Erholungsphase werden die Reize verarbeitet, und es kommt zum Aufbau neuer Muskelstrukturen.

Der Recyclingprozess des Proteinstoffwechsels läuft allerdings nicht zu 100 Prozent effizient ab. Das ist auch mit einer der Gründe, warum wir überhaupt Protein über die Nahrung zuführen müssen, selbst wenn wir keine Muskulatur aufbauen wollen. Da wir aber genau das möchten, benötigen wir natürlich auch zusätzliches Baumaterial, denn mehr Körpermasse kann selbstverständlich nicht mit einer gleichbleibenden Menge an Baustoffen aufgebaut werden. Ziel beim Muskelaufbauprozess ist es also, die Rate der Muskelproteinsynthese möglichst stark über die Rate des Proteinabbaus hinaus ansteigen zu lassen. Oder einfach ausgedrückt: Es muss mehr strukturelles Protein im Muskel auf- als abgebaut werden. Die primären Treiber, die zu einer Stimulation der Muskelproteinsynthese führen, sind:

- progressives Training
- ausreichend hohe Energiezufuhr (über Kohlenhydrate)
- ausreichend hohe Proteinmenge über die Ernährung

Je mehr dieser Punkte zutreffen, desto signifikanter wird auch der Muskelaufbau ausfallen. Gleichzeitig erklärt das auch, warum ein gleichzeitiger Fettabbau und Muskelaufbau schwierig ist beziehungsweise hauptsächlich bei Anfängern und nur mäßig fortgeschrittenen Sportlerinnen und Sportlern in größerem Maße funktioniert. Denn für einen messbaren Muskelaufbau wird eine positive Energiebilanz benötigt, wohingegen zum Fettabbau genau das Gegenteil als Grundvoraussetzung gelten muss. Eine zu geringe Energiezufuhr kann die Aktivität der Muskelproteinsynthese deutlich negativ beeinflussen.[7] Eine Metaanalyse in Bezug auf Proteinbedarf für Kraftsportler mit dem Wunsch, Muskelmasse aufzubauen, ergab, dass bei einer ausreichend hohen Energiezufuhr, die sich nicht in einer negativen Energiebilanz bewegt, eine Proteinzufuhr im Bereich von 1,6 bis 2,2 Gramm Protein pro Kilogramm Körpergewicht empfohlen werden kann, um das Muskelwachstum zu optimieren.[8]

Besondere Relevanz für den Muskelaufbau haben die sogenannten Branched Chain Amino Acids oder kurz BCAA. Sie verdanken ihren Namen ihrer chemischen Struktur. Es handelt sich dabei um die drei essenziellen Aminosäuren Leucin, Isoleucin und Valin. Was diese Aminosäuren so besonders macht, ist, dass es sich hierbei praktisch um Muskelaminosäuren handelt. Sie werden nahezu exklusiv zum Aufbau von Muskelstrukturen in unserem Körper genutzt. Vor allem das Leucin spielt hier eine entscheidende Rolle. Diese Aminosäure ist eine Art Trigger zur Stimulation der Muskelproteinsynthese. Um den Proteinaufbau in der Muskulatur bestmöglich zu stimulieren, sollte pro Mahlzeit eine Leucinkonzentration von rund 3 Gramm angestrebt werden.[9] Das wird in der Regel durch die Zufuhr von 30 bis 40 Gramm hochwertigem Nahrungsprotein pro Mahlzeit erreicht.

Ausgehend von der Existenz des Muscle Full Effect ist es also zur bestmöglichen Stimulation der Proteinsynthese für den Muskelaufbau sinnvoll, etwa vier bis fünf

Mahlzeiten zu jeweils mindestens 40 Gramm Protein zu konsumieren, mit einem zeitlichen Abstand von jeweils vier bis fünf Stunden zueinander, um die anabolen Signale ideal ausnutzen zu können. Bei der Aufteilung der einzelnen Mahlzeiten über den Tag sollte an Trainingstagen das Protein-Timing rund um die Workouts eingeplant werden. Damit wurden dann alle Stufen der zuvor beschriebenen Hierarchie der Proteinzufuhr beachtet.

Bedeutet mehr Protein automatisch mehr Muskeln?

Was passiert bei einer weiteren (deutlichen) Erhöhung der Proteinzufuhr? Kommt es dadurch zu einem weiteren Muskelaufbau? Hier kann klar gesagt werden, dass die Proteinzufuhrmenge und die Relevanz für den Muskelaufbau nicht parallel und nicht linear verlaufen. Selbst die Verdopplung der Proteinzufuhr auf 4,4 Gramm pro Kilogramm Körpergewicht konnte in Studien nicht zu einem zusätzlichen Muskelaufbau führen.[10] Das wurde auch trotz einer gleichzeitigen Erhöhung der Kalorienzufuhr beobachtet, denn in diesen Untersuchungen wurde die zusätzliche Proteinzufuhr zur regulären Energiezufuhr ergänzt.

Interessant an dieser Beobachtung ist jedoch vor allem, dass diese zusätzliche Kalorienzufuhr nicht zum Aufbau von Körperfett beigetragen hat. Das macht Proteine zu einem sehr interessanten Nährstoff für die Diät und das Ziel der Körperfettreduktion beziehungsweise generell zur Veränderung der Körperzusammensetzung (mehr dazu ab Seite 85). Es kann jedoch gesagt werden, dass eine reine Erhöhung der Proteinzufuhr zur Optimierung des Muskelaufbaus nicht zielführend ist, sofern bereits eine empfohlene Proteinmenge von 1,6 bis 2,2 Gramm Protein pro Kilogramm Körpergewicht zugeführt wird. Kommt es trotz sinnvoller Trainingsplanung und regelmäßig durchgeführtem Krafttraining dennoch nicht zu einer merklichen Hypertrophie der Muskulatur, sollte der Engpass eher an anderer Stelle gesucht werden. Einfach nur mehr Protein zu konsumieren oder Proteine anders in den Tagesverlauf zu integrieren, ist hierfür nicht die richtige Lösung. Wenn der Proteinbedarf gedeckt ist, bringt weder eine höhere Proteinzufuhr noch eine andere Verteilung weitere Fortschritte oder Vorteile in Bezug auf die Körperzusammensetzung.

Eine Frage, die sich bei einer hohen Proteinzufuhr jedoch immer wieder aufdrängt, ist die Frage nach möglichen gesundheitlichen Gefahren durch eine zu hohe Proteinzufuhr. Doch auch hier müssen stoffwechselgesunde Personen ohne eingeschränkte Nierenfunktion nichts befürchten. So konnten auch hier Untersuchungen belegen, dass selbst sehr hohe Proteinzufuhrmengen von bis zu 3,5 Gramm Protein pro Kilogramm Körpergewicht zu keinerlei nicht reversiblen Veränderungen einer breit gefächerten Auswahl an Gesundheitsmarkern führten.[11] Entsprechende Studien wurden über einen Beobachtungszeitraum von sechs Monaten durchgeführt. Gleiches gilt im Übrigen auch für die Knochenmineralisierung bei Frauen.[12] Auch hier tauchen immer wieder Behauptungen auf, dass eine zu hohe Proteinzufuhr negative Auswirkungen auf die Knochendichte haben könnte. Doch ebenso wie bei der Untersuchung verschiedener Blutparameter konnten auch in diesem Fall bei einer Studie über sechs Monate hinweg keine gesundheitsschädlichen Nebenwirkungen beobachtet werden.

Wichtig in solchen Fällen ist es, zu verstehen, dass eine Veränderung bestimmter Blutparameter nicht automatisch mit negativen Konsequenzen gleichgesetzt werden sollte. Ein Beispiel soll dies verdeutlichen: Eine erhöhte Proteinzufuhr kann zu einer Veränderung von Leber- und Nierenwerten führen. Das ist jedoch nicht direkt als negativ einzustufen, sondern zeigt lediglich, dass diese Organe gegebenenfalls mehr oder anders arbeiten müssen. Dies aber direkt als negativ zu interpretieren, wäre falsch. Das wäre, als würde man Sport generell als ungesund bezeichnen, nur weil es zu einer unmittelbar akuten Erhöhung des Blutdrucks kommt und ein erhöhter Blutdruck mit gesundheitlichen Schäden in Verbindung gebracht werden kann. Viele solcher Anpassungen sind schlichtweg physiologische Anpassungen an die Umgebung und an die Anforderungen des Alltags – ähnlich, wie sich ein

Muskel bei einem gezielten Hypertrophietraining (Training, das auf Muskelwachstum zielt) an die Belastung anpasst.

All diese Punkte gelten jedoch nur für grundsätzlich gesunde Menschen ohne diagnostizierte Krankheiten. Sind bereits Erkrankungen bekannt oder sollte eine Krankheit neu auftreten, sollte jede neue Intervention grundsätzlich vorab mit einem Arzt besprochen werden, der hier weiterhelfen kann. Das gilt beispielsweise bei Lebererkrankungen, Diabetes mellitus oder einer Niereninsuffizienz.

Protein und Fettabbau

Je aggressiver die Diät ist, desto wichtiger ist Protein als Muskelschutz. So einfach lässt sich der Bedarf an zusätzlichem Nahrungsprotein im Zusammenhang mit dem Fettabbau zusammenfassen. Das bedeutet: Ein Kaloriendefizit, das für den Fettabbau zwingend notwendig ist, führt zu einem gesteigerten Bedarf an Proteinen beziehungsweise zu einem erhöhten Abbau von Proteinen, was dann wiederum die Steigerung im Bereich des Proteinbedarfs rechtfertigt. Generell kann demnach gesagt werden: Wer sich für eine Diät entscheidet, sollte sich grundsätzlich eher an das obere Ende der Proteinzufuhrempfehlungen von 1,6 bis 2,2 Gramm Protein pro Kilogramm Körpergewicht halten. Es gilt jedoch auch: Je strikter die Diät und je geringer die Kalorienzufuhr ausfällt, desto höher ist auch die Gefahr, Muskelmasse und Leistungsfähigkeit einzubüßen. In diesem Fall führt das eine sogar auf direktem Wege zum anderen. Ein hohes Kaloriendefizit führt zu Leistungseinbußen, was normalerweise zu einer verminderten Trainingsintensität führt. Das wiederum hat zur Folge, dass der anabole Trainingsstimulus zur Steigerung der Muskelproteinsynthese abnimmt und gleichzeitig mehr Proteinstrukturen zur Energiegewinnung abgebaut werden. Wird gleichzeitig weniger Protein über die Nahrung aufgenommen, werden im Organismus verstärkt körpereigene Proteinstrukturen abgebaut. Das heißt: Im Zweifelsfall solltest du während einer Diät lieber zu viel als zu wenig Protein zuführen! Allerdings ist auch hier zu sagen, dass die Gefahr eines verstärkten Muskelabbaus während der Diät proportional mit der Verringerung des Körperfettanteils steigt. Personen mit hohem Körperfettanteil verlieren während einer Diät mit deutlichem Kaloriendefizit mehr Fett und weniger Muskelmasse. Das gilt selbst bei suboptimalem Training und verhältnismäßig geringer Proteinzufuhr. Personen mit hohem Muskelanteil und bereits sehr niedrigem Körperfettanteil sind hingegen besonders gefährdet, schneller Muskelmasse einzubüßen.

Wie hoch der Proteinbedarf für Sportler in einem Kaloriendefizit wirklich ist, kann nahezu ausschließlich aus praktischen Erfahrungen hergeleitet werden. Es gibt nur eine sehr begrenzte Anzahl an relevanten Untersuchungen, die sich dieser Thematik ausgiebig widmen. Die Studienergebnisse, die dennoch zur Verfügung stehen, sprechen von 2,3 bis 3,1 Gramm Protein pro Kilogramm fettfreier (!) Körpermasse.[13] Wer also zwischen 2,2 und 2,5 Gramm Protein pro Kilogramm Körpergewicht täglich zu sich nimmt, pendelt sich in der Regel nahezu automatisch in diesem Bereich ein. Ausnahmen stellen Personen mit starkem Übergewicht und einer hohen Fettmasse und Personen mit Untergewicht und einer sehr niedrigen Muskelmasse dar. In diesen Fällen wird bei derartigen Empfehlungen eher mehr Protein als empfohlen zugeführt, was unter normalen Umständen nicht zum Problem wird. Im Gegenteil: Die zuvor angesprochene Studie zur Untersuchung einer extrem hohen Proteinzufuhr von 4,4 Gramm Protein pro Kilogramm Körpergewicht (Seite 40) hat gezeigt, dass Proteine nicht zu einer Verschlechterung der Körperzusammensetzung beitragen, sondern sogar eher eine Verbesserung der Körperzusammensetzung zugunsten von mehr Muskelmasse mit sich bringen können. Grund hierfür ist ein sehr hoher thermischer Effekt der Proteine. Das bedeutet: Bereits die Verdauung und Verstoffwechselung von Proteinen benötigt Energie. Während dieser Effekt bei Kohlenhydraten und Fetten sich im Durchschnitt zwischen 4 und 8 Prozent bewegt, liegt der Mittelwert des thermischen Effekts der Proteine im Bereich von 25 bis 30 Prozent.[14] Das bedeutet: Fast ein Drittel der zugeführten Gesamtenergiemenge durch Nahrungsproteine wird im Zuge der Verstoffwechselung in Form von Wärme wieder an die Umgebung abgegeben und kommt somit gar nicht wirklich nutzbar im Stoffwechsel an. Das wiederum heißt:

Bei gleicher Kalorienzufuhr ist die Diät am effektivsten für den Fettabbau und Muskelerhalt, die prozentual betrachtet am meisten Protein liefert, in absoluten Zahlen aber mindestens 2,2 Gramm Protein pro Kilogramm Körpergewicht enthält. Die folgende Berechnung veranschaulicht dies noch einmal. Die Tabelle zeigt außerdem, dass bei gleicher Kalorienzufuhr bei der proteinhaltigeren Ernährung insgesamt weniger Energie im Körper ankommt. Bei Einhaltung eines Kaloriendefizits wird bei gleicher Kalorienzufuhr das Defizit durch eine erhöhte Proteinzufuhr vergrößert.

Verhältnis von Proteingehalt der Ernährung und zur Verfügung stehender Energie – ein Vergleich	
Diätbeispiel 1	Diätbeispiel 2
2000 kcal	2000 kcal
30 % Protein	60 % Protein
2000 kcal × 30 % = 600 kcal	2000 kcal × 60 % = 1200 kcal
30 % der Proteinkalorien gehen über Wärme verloren.	30 % der Proteinkalorien gehen über Wärme verloren.
600 kcal × 30 % = 180 kcal	1200 kcal × 30 % = 360 kcal
Bei 30 % Kalorienzufuhr über Proteine gehen 180 kcal in Form von Wärme an die Umgebung verloren.	Bei 60 % Kalorienzufuhr über Proteine gehen 360 kcal in Form von Wärme an die Umgebung verloren.

Ein weiterer zusätzlicher Punkt, der für eine deutliche Erhöhung der Proteinzufuhr während einer Diät spricht, ist eine mögliche Resistenz der Muskulatur gegenüber anabolen Reizen im Kaloriendefizit. Das heißt, die Muskulatur reagiert nicht wie gewünscht auf das Training und es wird keine zusätzliche Muskelmasse aufgebaut. Ähnlich wie bei einer altersbedingten anabolen Resistenz ist zu vermuten, dass höhere Proteinmengen pro Portion nötig sind, um anabole Reize zu setzen oder zu verstärken, um den Energiemangel bis zu einem gewissen Punkt zu kompensieren. Hier ist zu berücksichtigen, dass mit zunehmendem Alter die Zellen nicht mehr so sensibel auf anabole Reize über die Proteine reagieren wie in jungen Jahren. Daher ist es mit zunehmendem Alter auf der einen Seite schwieriger, Muskelmasse aufzubauen, auf der anderen Seite ist eine ausreichend hohe Proteinzufuhr umso wichtiger, um einen Muskelabbau zu verhindern oder zumindest zu vermindern. Hierzu fehlt jedoch aktuell die Datenlage, um wirklich sinnvolle Empfehlungen abgeben zu können. Ein solcher Effekt würde jedoch zumindest unter anderem die Tatsache erklären, dass Anfänger oder Personen mit einem niedrigen Muskel- und einem hohen Fettanteil durchaus in der Lage dazu sind, gleichzeitig Muskelmasse aufzubauen und Fettmasse zu verlieren, wohingegen Personen mit hohem Muskelanteil, niedrigem Fettanteil und entsprechend auch geringeren Energiereserven in Form von Körperfett sich mit dieser Zielsetzung eher schwertun. Letztere profitieren erfahrungsgemäß von einer Proteinzufuhr von bis zu 3 Gramm pro Kilogramm Körpergewicht. Doch wie gesagt handelt es sich hierbei um rein praktische Erfahrungswerte, die durch keinerlei aussagekräftige wissenschaftliche Daten belegt oder untermauert werden können.

Zusammenfassend lässt sich sagen: 2,2 Gramm Protein pro Kilogramm Körpergewicht sollten während einer Diät mit einem Kaloriendefizit tendenziell die Untergrenze der täglichen Proteinzufuhr ausmachen. Eine deutliche Erhöhung der Proteinzufuhr innerhalb dieses Kaloriendefizits kann durchaus sinnvoll und effektiv für den Fettabbau sein, solange die Kohlenhydrat- und Fettzufuhr nicht so weit gesenkt werden muss, dass es zu merklichen Leistungseinbußen im Training kommt. Die Konservierung der Kraftwerte zum Schutz der vorhandenen Muskulatur sollte in einer Diät immer die höhere Priorität genießen als das Feintuning der Ernährungsmaßnahmen, um sich kleine weitere Vorteile zu verschaffen. Im Zweifel sollten lieber ein bis zwei Wochen mehr Zeit für die Diät eingeplant werden.

Vergleich zwischen tierischem und pflanzlichem Protein

Eine vegetarische und vor allem auch die vegane Ernährung werden immer präsenter. Damit stellt sich auch die Frage, ob tierische und pflanzliche Proteinquellen ohne Weiteres gegeneinander ausgetauscht oder ersetzt werden können. Um diese Frage zu beantworten, muss der Begriff der Qualität eines Proteins zunächst einmal definiert werden. Wie bereits in den Abschnitten zuvor angesprochen, enthält unsere Ernährung 21 sogenannte proteinogene Aminosäuren, die im Körper dazu verwendet werden, um Proteinstrukturen wie Muskulatur aufzubauen, und von denen neun essenziell sind. Sie bestimmen letztlich den Qualitätsgrad eines Proteins anhand von drei Kriterien:

- Wie hoch ist die Konzentration essenzieller Aminosäuren in einem Protein?
- Wie ähnlich ist die Zusammensetzung der essenziellen Aminosäure im Vergleich zu dem, was und wie der menschliche Körper Aminosäuren benötigt?
- Wie gut kann die Proteinquelle verdaut und aufgenommen werden?

Als ein sehr hochwertiges Protein gilt also ein solches, das eine hohe Konzentration an denjenigen essenziellen Aminosäuren besitzt, die der Organismus braucht, beziehungsweise das den erforderlichen Körperbausteinen sehr nahekommt und gut und einfach verdaut werden kann. Das in Fitnesskreisen bekannte sogenannte Whey-Protein – auch als Molkenprotein bezeichnet – erfüllt diese Kriterien sehr gut, dicht gefolgt vom Ei. Gemessen wird diese Qualität durch unterschiedliche Formeln und Parameter. Die beiden bekanntesten Skalen sind dabei:

- die biologische Wertigkeit (BW) und
- der Protein Digestibility Corrected Amino Acid Score (PDCAAS).

Während die biologische Wertigkeit das Hauptaugenmerk in erster Linie auf die Zusammensetzung der essenziellen Aminosäuren legt, bezieht der PDCAAS-Wert auch die Verdaulichkeit der Proteinquelle noch verstärkt ein. Am Ende lässt sich jedoch beobachten, dass die Kernaussage beider Skalenwerte relativ ähnlich ausfällt: Werden Einzelproteine betrachtet, sind tierische Proteinquellen den pflanzlichen Proteinquellen im Allgemeinen überlegen, und zwar sowohl in der Zusammensetzung der Aminosäuren als auch in der Verdaulichkeit der jeweiligen Proteinquellen. Das bedeutet jedoch ausdrücklich nicht, dass pflanzliche Proteine generell minderwertiger sind, sich mit veganer Ernährung keine Muskeln aufbauen lassen oder tierische Proteinquellen in einer gesunden Ernährung unentbehrlich sind. Es bedeutet lediglich, dass bei einer rein pflanzlichen Ernährung einige Parameter beachtet werden müssen, um ausreichend qualitativ hochwertiges Protein zu konsumieren.

Aus sportlicher Sicht zeigt sich, dass tierische Proteine in einem Kopf-an-Kopf-Rennen einen stärkeren unmittelbaren anabolen Effekt auf die Muskulatur ausüben als pflanzliche Proteine – aufgrund der höheren Konzentration an essenziellen Aminosäuren und vor allem der BCAA beziehungsweise der essenziellen Aminosäure Leucin.[15] Letztere enthalten in der Regel eine geringere Konzentration an essenziellen Aminosäuren und weisen gleichzeitig eine schlechtere Verdaulichkeit auf. Entsprechend steigt der Spiegel an essenziellen Aminosäuren im Blut nach dem Konsum einer rein pflanzlichen Proteinquelle weniger schnell und stark an, was dann wiederum nicht zur optimalen Stimulation der Muskelproteinsynthese führt.

Aber lässt man die akuten Reaktionen auf die anabolen Reize außer Acht, gleicht sich der Effekt durch höhere Proteinmengen und eine gute Kombination unterschiedlicher pflanzlicher Proteinquellen aus. So ergibt sich auf lange Sicht gesehen weder ein Vorteil noch ein Nachteil im Vergleich tierischer Proteinquellen mit einer rein pflanzlichen Proteinzufuhr.[16] Es zeigt sich also auch hier wieder: Eine intelligente Ernährung, kombiniert mit einer insgesamt ausreichenden Proteinmenge – was die oberste Priorität bezüglich der Proteinzufuhr einnimmt –, ist der Schlüssel zum Erfolg, wenn es um die Optimierung der Proteinzufuhr geht. Die Menge ist also der entscheidende Faktor, die Herkunft der einzelnen Proteine, die konsumiert werden, spielt zunächst keine (große) Rolle.

Dennoch gilt es bei Pflanzenprotein etwas zu beachten, denn die Schwierigkeit bei einer rein pflanzlichen Proteinzufuhr liegt im Auftreten der sogenannten limitierenden Aminosäuren in veganen Proteinen. Darunter wird verstanden, dass eine oder mehrere essenzielle Aminosäuren in einem Protein entweder gar nicht oder weit unterhalb des Bedarfs des menschlichen Körpers vorhanden sind. Daraus ergeben sich beispielsweise auch die niedrigeren Werte bei der biologischen Wertigkeit pflanzlicher Proteine. Tierische Proteinquellen haben mit wenigen Ausnahmen ein vollständiges Aminosäurenprofil, ohne limitierende Aminosäuren. Werden diese Lücken im Aminosäurenprofil pflanzlicher Proteine jedoch durch eine Kombination unterschiedlicher Proteinquellen geschlossen, ergeben sich in Summe sogar Wertigkeiten, die deutlich über der biologischen Wertigkeit tierischer Einzelproteine liegen. Wie das genau aussieht, wird in der folgenden Tabelle dargestellt.

Biologische Wertigkeit von Lebensmittelkombinationen	
Lebensmittelkombination	Biologische Wertigkeit
Vollei + Kartoffeln	137
Mais + Vollei	114
Mais + Bohnen	100

Zusammenfassend lässt sich also sagen, dass tierische Proteine Gramm für Gramm betrachtet einen stärkeren anabolen Effekt besitzen als pflanzliche Proteine, dieser Effekt jedoch mit zunehmend konsumierter Proteinmenge immer irrelevanter für das Gesamtergebnis ausfällt. Kompensiert werden kann dieser Effekt über folgende Strategien:

1. Eine generelle Erhöhung der Proteinzufuhr pflanzlicher Proteine, um eine ausreichende Menge aller essenziellen Aminosäuren zu erzielen.

2. Eine möglichst vielseitige Kombination unterschiedlicher pflanzlicher Proteinquellen, um einzelne limitierende Aminosäuren auszugleichen.
3. Eine ergänzende Zufuhr isolierter essenzieller Aminosäuren aus veganen Quellen zur Aufwertung einzelner Mahlzeiten.
4. Das Arbeiten mit Proteinshakes, die auf einer veganen Zusammensetzung verschiedener Pflanzenproteine basieren.

Die Strategien 3 und 4 sind insofern von Interesse und Relevanz, da es nur sehr wenige reine Proteinquellen als pflanzliche Nahrungsmittel gibt. Ein mageres Rindersteak beispielsweise besteht praktisch ausschließlich aus Proteinen und Flüssigkeit, mit nur einem geringen Fettanteil. Für eine 30-Gramm-Portion Protein sind daher nur etwa 150 Gramm Fleisch notwendig. Um auf die gleiche Proteinmenge durch beispielsweise Brokkoli zu gelangen, muss fast ein ganzes Kilogramm Brokkoli gegessen werden. Und um auf 30 Gramm Protein aus Walnüssen zu kommen, müssen gleichzeitig auch rund 130 Gramm Fett aufgenommen werden. Es ist daher praktisch schwieriger und in bestimmten Fällen nahezu unmöglich, innerhalb eines Kalorienbudgets rein durch pflanzliche Proteinlieferanten auf eine ausreichend hohe Proteinzufuhr zu kommen. In diesen Fällen ist der Einsatz hochwertiger veganer Proteinshakes empfehlenswert und in manchen Situationen praktisch auch unumgänglich.

Um dieses Thema abzuschließen: Eine rein pflanzliche Ernährung ist für Sportlerinnen und Sportler, die an maximaler Leistung interessiert sind, aus Sicht der Proteinzufuhr ebenso möglich wie für Athletinnen und Athleten, die an maximalem Fettabbau ohne Muskelverlust oder optimiertem Muskelaufbau interessiert sind. Der Prozess und die Gestaltung der Diät ist lediglich etwas komplizierter, und es sollten einige Schlüsselfaktoren bei der Ernährungsplanung im Auge behalten werden, die außerdem über die Proteinzufuhr hinausgehen.

SCHLÜSSELFAKTOREN ZUR PROTEINZUFUHR

- Es gibt 21 unterschiedliche proteinogene Aminosäuren, aus denen Proteinstrukturen im Körper gebildet werden können. Neun dieser 21 Aminosäuren sind essenziell und müssen über die Nahrung zugeführt werden.
- Im menschlichen Organismus findet ein stetiger Auf- und Abbau von Proteinstrukturen statt. Man spricht vom Protein-Turnover.
- Die Bedeutung beziehungsweise Wichtigkeit der Proteinzufuhr folgt einer klaren Hierarchie. An erster Stelle steht die Deckung des Gesamtproteinbedarfs, gefolgt von der Proteinverteilung über die einzelnen Mahlzeiten des Tages und dem konkreten Timing von Proteinen rund um Trainingseinheiten oder weitere spezifische Tageszeitpunkte.
- Die empfohlene Proteinzufuhrmenge wird von der Deutschen Gesellschaft für Ernährung mit 0,8 Gramm Protein pro Kilogramm Körpergewicht deklariert. Wissenschaftliche Untersuchungen legen jedoch nahe, dass eine optimale Proteinzufuhr für nahezu jede Zielgruppe um 50 bis 100 Prozent höher liegt.
- Entscheidend für den Muskelaufbau ist eine regelmäßige Stimulation der Proteinsynthese alle vier bis sechs Stunden. Hierfür sind Proteinmengen von 30 bis 40 Gramm pro Portion mit einem Eisengehalt von etwa 3 Gramm pro Portion notwendig.
- Tierische Proteine haben eine höhere biologische Wertigkeit und einen höheren PDCAAS-Wert (Seite 46) im Vergleich zu pflanzlichen Proteinquellen und einen stärkeren anabolen Effekt auf einer Gramm-für-Gramm-Berechnung. Bei ausreichend hoher Proteinzufuhr und einer sinnvollen Kombination unterschiedlicher Proteinlieferanten stellt eine rein vegane Proteinzufuhr jedoch keinerlei Nachteile dar – allerdings auch keine Vorteile.
- Stoffwechselgesunde Personen müssen sich um eine schädigende Wirkung von Proteinen auf die Gesundheit, wie Leber oder Nieren, keine Sorgen machen. Selbst bei einer sehr hohen Proteinzufuhrmenge von bis zu 4,4 Gramm Protein pro Kilogramm Körpergewicht konnte in wissenschaftlichen Untersuchungen keine schädliche Wirkung festgestellt werden.
- Proteine haben eine starken thermogenen Effekt. Das macht sie neben ihrer sättigenden und appetitreduzierenden Wirkung zu einem optimalen Diätnährstoff.

Kohlenhydrate – der kontroverse Nährstoff der Ernährungswissenschaften!?

Über Kohlenhydrate wird seit Jahrzehnten gestritten. Für Sportler stellen sie den Supertreibstoff dar. Andere behaupten, Kohlenhydrate würden den Fettaufbau fördern. Wiederum andere geben den Kohlenhydraten und deren Wirkungen im Organismus gar die Schuld für die steigende Anzahl an übergewichtigen Personen und an der Entwicklung von Zivilisationskrankheiten die Alleinschuld. Was aber macht Kohlenhydrate zu einem solch kontrovers diskutierten Thema? Um das zu verstehen – und die richtigen Schlüsse daraus zu ziehen –, muss ein genauer Blick auf diesen Nährstoff erfolgen. Kohlenhydrate sind neben den Proteinen und den Fetten einer von drei Makronährstoffen, die dem Körper Energie liefern. Während Proteine hauptsächlich als Baustoff eingesetzt werden und Fette sowohl als Baustoff als auch zur Energiebereitstellung dienen, ist die primäre Aufgabe der Kohlenhydrate, als Energielieferant zu fungieren.

In all den kontroversen Diskussionen um Kohlenhydrate geht es dabei nur selten um die Kohlenhydrate selbst, sondern um die Reaktionen, die auf den Verzehr von Kohlenhydraten erfolgen, etwa die Ausschüttung größerer Mengen an Insulin. Das wiederum hat einen direkten Einfluss auf die Synthese von Cholesterin und spielt eine Rolle im Bereich der Triglyzeride. Kohlenhydrate selbst sind zunächst nichts anderes als Zuckermoleküle, die in unterschiedlichen Formen vorkommen und in drei Grundformen eingeteilt werden:

- Glukose
- Fruktose
- Galaktose

Die wichtigste Rolle spielt die Glukose. Aus ihr wird beispielsweise die Stärke gebildet, die in Lebensmitteln wie Brot, Nudeln, Kartoffeln, Reis und so weiter enthalten ist. Bei all diesen Nahrungsmitteln besteht der Kohlenhydratanteil ausschließlich aus langen Molekülketten aneinandergereihter Glukose: entweder in sehr langen linearen Ketten (Amylose) oder in Form stark verzweigter Glukoseketten (Amylopektin). Fruktose hingegen kommt nur in Obst vor und bildet als Einheit mit einem Glukosemolekül den Haushaltszucker. Galaktose, auch Schleimzucker genannt, ist, zusammen mit einem Glukosemolekül, Teil der Laktose. So wird Milchzucker genannt. Man unterscheidet dabei zwischen simplen und komplexen Kohlenhydraten. Simple Kohlenhydrate sind die einzelnen Zuckermoleküle oder kurze Molekülketten in Form von zwei aneinandergereihten Einfachzuckern, wohingegen komplexe Kohlenhydrate aus längeren Ketten einzelner Glukosemoleküle bestehen. Die primäre Speicherform der Kohlenhydrate im menschlichen Körper stellt das Glykogen dar. Hierbei handelt es sich um komplexe Kohlenhydrate, die in stark verzweigter Form insbesondere in der Leber und vor allem in den Muskeln gespeichert werden. Je nach Körpergröße und Muskelmasse können zwischen 350 und 700 Gramm Kohlenhydrate im Körper gespeichert werden. Jedes Gramm an Kohlenhydraten, das im Körper gespeichert wird, benötigt im Gegenzug etwa 3 bis 4 Gramm Flüssigkeit für den Aufbau von Glykogen.

Während des Verdauungsprozesses müssen alle Kohlenhydrate, die über die Nahrung zugeführt werden, in ihre Einfachzucker zerlegt werden, denn der Dünndarm, über den die Kohlenhydrataufnahme stattfindet, kann nur diese einzelnen Einfachzucker resorbieren, das heißt aufnehmen. Nach der Aufnahme werden diese Einfachzucker über das Blut zur Leber transportiert. Dort wird bereits ein Teil der Kohlenhydrate gespeichert oder direkt zur Energiebereitstellung genutzt. Vor allem die Fruktose wird hier in Form von Leberglykogen gespeichert. Die Kohlenhydrate der Leber dienen in erster Linie zur Stabilisierung des Blutzuckerspiegels, denn dieser muss sich permanent innerhalb eines bestimmten Niveaus befinden.

Fällt der Blutzuckerspiegel, zum Beispiel beim Sport oder während langer Fastenphasen, setzt die Leber Glukose frei, um ein zu starkes Abfallen des Blutzuckerspiegels zu vermeiden, denn das könnte fatale Folgen für die Gesundheit haben. Steigt der Blutzuckerspiegel nach einer kohlenhydratreichen Mahlzeit hingegen drastisch an, ist das ein Signal dafür, das Hormon Insulin auszuschütten. Insulin sorgt dafür, dass Glukose in die Muskulatur aufgenommen wird. Auf diese Weise wird der Blutzuckerspiegel bei stoffwechselgesunden Menschen auf einem stabilen Niveau gehalten.

Der glykämische Index – hilfreiches Tool oder maximal überflüssig?

Wie stark ein kohlenhydratreiches Lebensmittel den Blutzuckerspiegel beeinflusst, wird über den glykämischen Index (GI) definiert. Dabei werden die Blutzuckerreaktionen nach dem Konsum kohlenhydratreicher Lebensmittel gemessen und miteinander verglichen. Je höher der glykämische Index steigt, desto stärker ist der Einfluss eines Lebensmittels auf den Blutzuckerspiegel. Da es grundsätzlich das Ziel sein sollte, den Blutzuckerspiegel möglichst stabil innerhalb einer bestimmten Messspanne zu halten – mit einigen Ausnahmen –, wird der GI seit Jahrzehnten als hilfreiches Werkzeug angesehen, um starke Blutzuckerschwankungen zu vermeiden, die vor allem bei Diabetikern zu Problemen führen können. Heute wird der GI oftmals eher als Hilfsmittel zum Fettabbau angepriesen. Warum das jedoch kaum Sinn ergibt, zeigt sich bereits in der Definition des glykämischen Index selbst:

- **Vordefinierte Menge:** Der glykämische Index bezieht sich immer auf den Konsum von 50 Gramm Kohlenhydraten eines bestimmten Lebensmittels, unabhängig von der normalen Portionsgröße. Dadurch ergibt sich auch der Rückschluss, dass geringe Mengen einer Kohlenhydratquelle mit hohem GI einen stärkeren Einfluss auf den Blutzuckerspiegel haben als größere Mengen eines

Lebensmittels mit niedrigerem GI. So hat ein Teelöffel Zucker (hoher GI) im Kaffee oder Tee einen geringeren Einfluss auf den Blutzuckerspiegel als der Konsum von zwei unreifen Bananen (niedriger GI). Das ergibt sich allein durch die unterschiedliche Gesamtmenge zugeführter Kohlenhydrate.

- **Isolierte Zufuhr:** Die Messung der Blutzuckerreaktion nach dem Verzehr spezifischer Lebensmittel findet immer isoliert statt. In der Realität werden einzelne Lebensmittel aber nur selten allein gegessen, sondern meist als Bestandteil ganzer Mahlzeiten. Es kommt nur selten vor, dass jemand beispielsweise ausschließlich Kartoffeln isst. In der Regel werden Kartoffeln mit weiteren Lebensmitteln kombiniert, etwa Fleisch, Fisch, Milchprodukten, Hülsenfrüchten und/oder Obst oder Gemüse. Oftmals enthält das Gericht auch noch eine Fettquelle wie Butter, Speiseöle oder fettreiche Milchprodukte wie Käse. Alle Komponenten und die Kombination aller Zutaten haben einen direkten Einfluss auf die Verdauungsgeschwindigkeit und bestimmen je nach Kombination auch den Zuckergehalt im Blut unterschiedlich.
- **Zeitliche Einflüsse:** Der glykämische Index wird über die Blutzuckerreaktion während den ersten beiden Stunden nach dem Konsum einer Mahlzeit gemessen und auf der Grundlage dieser Werte bestimmt.
- **Zeitpunkt:** Der Zeitpunkt, an dem ein Lebensmittel konsumiert wird, spielt ebenfalls eine zentrale Rolle und hat Auswirkungen auf die Blutzuckerreaktion. Das gleiche Lebensmittel kann nach einem intensiven Training eine andere Blutzuckerreaktion auslösen als am Abend, nachdem schon größere Mengen an Kohlenhydraten konsumiert wurden und die Glykogenspeicher gefüllt sind. Daraus ergibt sich, dass ein Lebensmittel mit hohem GI nach einer Trainingsbelastung einen schwächeren Blutzuckeranstieg provoziert als ein Lebensmittel mit niedrigerem GI zu einem anderen Tageszeitpunkt bei gleichzeitig bereits gefüllten Glykogenspeichern. Je stärker die Glykogenspeicher gefüllt sind, desto weniger sensibel sind die Zellen bei der Aufnahme weiterer Kohlenhydrate.

Doch warum wird überhaupt so viel Wert auf den Blutzuckerspiegel gelegt? Das ist auf verschiedene physiologische Reaktionen und teilweise Fehlinterpretationen zurückzuführen. Ein starker Blutzuckeranstieg kann beispielsweise zur Ausschüttung entzündungsfördernder Faktoren im Körper führen.[17] Dies wiederum kann sich in unterschiedlichen Szenarien negativ auswirken, beispielsweise auf die Regeneration bei Sportlerinnen und Sportlern. Ein dauerhaft oder regelmäßig stark erhöhter Blutzuckerspiegel führt aber auch zu einem hohen Insulinspiegel. Und Insulin ist wiederum ein wichtiger Teil der Cholesterinsynthese.[18]

Eine solche Fehlinterpretation ist beispielsweise die Behauptung, dass vor allem das Insulin – und damit auch der Kohlenhydratkonsum – für den Aufbau von Körperfett beziehungsweise die Hemmung des Fettabbaus verantwortlich sei. Vorab muss dazu gesagt werden, dass Fettaufbau in erster Linie eine Frage der Energiebilanz ist und nicht eine Frage akuter hormoneller Schwankungen. Werden mehr Kalorien zugeführt, als verbrannt werden, kommt es zu einem Aufbau von Körperfett. Werden mehr Kalorien verbrannt, als aufgenommen werden, muss der Körper auf seine Speicher zurückgreifen. Dies geschieht ebenfalls unabhängig von akuten Hormonschwankungen und Insulinspitzen. Es ist zwar richtig, dass Insulin zu einem Aufbau von Körperfett beitragen kann, aber eben nur in einer positiven Energiebilanz. Und die Hemmung der Fettverbrennung ist lediglich eine akute kurzfristige Reaktion, die ein Kaloriendefizit nicht aufheben kann. Betrachtet man Lebensmittel mit einem niedrigen glykämischen Index, fällt außerdem auf, dass es sich hierbei in der Regel – mit einigen Ausnahmen – um Lebensmittel mit hohem Ballaststoffgehalt oder erhöhtem Protein- oder Fettgehalt handelt. Je mehr Ballaststoffe beispielsweise in einem Lebensmittel enthalten sind, desto niedriger ist auch der GI. Anstatt sich also auf den glykämischen Index von Lebensmitteln zu konzentrieren, ist es insgesamt sinnvoller, den Fokus auf die Auswahl möglichst natürlicher, unverarbeiteter Lebensmittel zu konzentrieren. Auf diese Weise werden automatisch ballaststoffreichere Lebensmittel ausgewählt, die Blutzuckerreaktion fällt weniger stark aus und der Insulinspiegel wird im Allgemeinen nicht so stark ansteigen.

Die Rolle der Ballaststoffe in der Ernährung

Bei Ballaststoffen handelt es sich um nicht verdaubare komplexe Kohlenhydrate. Das liegt an bestimmten Molekülverbindungen, für die der menschliche Organismus keine passenden Enzyme besitzt, um sie zu spalten. Folglich können die langen Ketten aus Einfachzuckern nicht gespalten werden, was für die Verfügbarmachung im Körper wiederum notwendig ist, da der Dünndarm nur die einzelnen Zuckermoleküle aufnehmen kann. Dennoch liefern Ballaststoffe Energie. Sie sind also, anders als oftmals behauptet, nicht kalorienfrei. Die unverdauten Ballaststoffe können von den Bakterien des Dickdarms fermentiert werden. Dadurch entstehen kurzkettige Fettsäuren, die dann wiederum vom Körper aufgenommen werden können. Ballaststoffe werden dadurch aber nicht vollständig resorbiert und verstoffwechselt und liefern deshalb nur etwa 2 Kilokalorien pro Gramm und damit nur rund die Hälfte der Energie von Kohlenhydraten. Betrachtet man sie genauer, können Ballaststoffe noch einmal in folgende Kategorien unterteilt werden:

- lösliche Ballaststoffe
- unlösliche Ballaststoffe
- resistente Stärke

Lösliche Ballaststoffe quellen in Verbindung mit Wasser um ein Vielfaches auf und bilden eine gelartige Substanz. Sie sind insbesondere für die Darmflora und die generelle Darmgesundheit von Relevanz. Lösliche Ballaststoffe können von den Darmbakterien fermentiert werden und dienen diesen damit auch als Nahrung. Sie haben also einen präbiotischen Effekt. Präbiotika sind Substanzen, von denen sich Darmbakterien ernähren können. Zusätzlich fördern die löslichen Ballaststoffe auch die Darmbewegung und das Stuhlvolumen und wirken damit unterstützend auf eine gesunde Verdauung. Folgende Lebensmittel enthalten besonders viel lösliche Ballaststoffe:

Lebensmittel mit hohem Anteil an löslichen Ballaststoffen		
Obst	Gemüse	Getreide
Äpfel, Aprikosen, Birnen, Pflaumen, Zitrusfrüchte	Bohnen, Karotten, Kartoffeln	Hafer, Gerste

Unlösliche Ballaststoffe werden entsprechend weniger gut in Wasser gelöst, können von den Darmbakterien nicht im gleichen Ausmaß wie die löslichen Ballaststoffe fermentiert werden und haben aus diesem Grund auch keine ähnlich starken Effekte auf die Darmbakterien, wie sie bei den löslichen Ballaststoffen zu beobachten sind. Das bedeutet aber nicht, dass die unlöslichen Ballaststoffe nicht auch einen positiven Einfluss auf unsere Gesundheit haben können. Sie erhöhen beispielsweise die Magenverweildauer und auch die Darmpassage im Dünndarm. Das kann zu einem längeren Sättigungseffekt führen, was besonders interessant ist, wenn man Körperfett reduzieren möchte und dafür ein Kaloriendefizit benötigt. Es zeichnet sich sogar ab, dass die Zufuhr unlöslicher Ballaststoffe hilfreiche Werkzeuge bei der Prävention von Diabetes Typ 2 sein können.[19] In der gleichen Untersuchung konnte allerdings auch gezeigt werden, dass eine zu hohe Ballaststoffzufuhr die Aufnahme von Proteinen im Darm reduzieren kann. Das ist besonders für Personen problematisch, die ohnehin zu wenig Proteine zu sich nehmen. Wer hingegen die im vorherigen Kapitel vorgeschlagenen Zufuhrmengen beachtet, muss sich um den Effekt einer reduzierten Proteinaufnahme normalerweise keine Sorgen machen. Wie hoch sollte die Ballaststoffzufuhr ausfallen? Eine gute Richtlinie ist eine Mindestzufuhr von rund 25 Gramm pro Tag oder etwa 15 Gramm Ballaststoffe pro 1000 mit der Nahrung zugeführter Kilokalorien. Im Rahmen einer flexiblen Diät bedeutet das: Anstelle einer akribischen Protokollierung jedes Gramms an Ballaststoffen sollte, wie im Abschnitt zum glykämischen Index (Seite 53) schon erwähnt, auf eine abwechslungsreiche Ernährung mit möglichst unverarbeiteten Lebensmitteln gesetzt werden. Wer also mit jeder Mahlzeit Obst oder Gemüse in möglichst vielen unterschiedlichen Farben und Varianten konsumiert und sich eher auf natürliche Lebensmittel wie Hülsenfrüchte oder Vollkornprodukte anstelle hochverarbeiteter Weißmehlprodukte konzentriert, muss sich in der Regel um seine Ballaststoffzufuhr keine weiteren Gedanken machen.

Resistente Stärke zählt ebenfalls zu den Ballaststoffen und entsteht beim Abkühlen gekochter stärkehaltiger Nahrungsmittel wie zum Beispiel Reis oder Nudeln. Durch das Abkühlen verändert die Stärke ihre chemische Struktur, kann im Dünndarm nicht mehr gespalten werden und gelangt unverdaut in den Dickdarm. Dort kann die resistente Stärke von den Darmbakterien fermentiert und ebenfalls zu kurzkettigen Fettsäuren umgebaut werden. Resistente Stärke zeigt in verschiedenen Untersuchungen interessante Eigenschaften. So kann der Konsum resistenter Stärke dazu führen, dass bestimmte entzündungsfördernde Biomarker positiv beeinflusst werden, zu einer Senkung des Cholesterinspiegels führen und zu einer verbesserten glykämischen Kontrolle beitragen können – was das Konzept des glykämischen Index erneut infrage stellt. Denn plötzlich können Lebensmittel, die eigentlich einen hohen glykämischen Index besitzen, wie weißer Reis, einen positiven Einfluss auf die glykämische Kontrolle haben.

Für alle akribischen Kalorienzähler und Makro-Tracker sei an dieser Stelle noch einmal erwähnt: Die Entstehung resistenter Stärke führt natürlich auch dazu, dass zuvor kalkulierte Kohlenhydratmengen in Lebensmitteln reduziert werden und plötzlich nicht mehr als Kohlenhydratenergie zur Verfügung stehen. Gekochter Reis, gekochte Nudeln oder gekochte Kartoffeln sollten also am besten direkt nach dem Zubereiten gegessen werden. Das obligatorische Meal Prepping führt hier sonst möglicherweise zu nicht kalkulierbaren Verfälschungen. Das ist zwar in Summe nur in sehr seltenen Fällen ein Problem, wenn jedoch Wert auf absolute Präzision gelegt werden soll (die ehrlich gesagt allerdings nicht existieren kann), ist dies aber zumindest ein zu berücksichtigender Faktor.

Das Problem mit dem Zucker

Zucker wird heutzutage von vielen Trenddiäten, Personengruppen mit speziellen Überzeugungen, aber auch angesehenen Experten teilweise nahezu verteufelt. Doch was hat es mit dem Zucker auf sich? Worin liegt das grundlegende Problem? Wenn von Zucker die Rede ist, wird meist von Haushaltszucker gesprochen, der auch als Saccharose oder Tafelzucker bezeichnet wird. Dabei handelt es sich um eine Verkettung eines Glukose- mit einem Fruktosemolekül. Da alle stärkehaltigen Lebensmittel wie Backwaren, Kartoffeln, Getreide oder Reis aus langen Glukoseketten bestehen und im Zuge der Verdauung wieder in ihre Einzelbestandteile zerlegt werden müssen, um vom Dünndarm aufgenommen werden zu können – und hier scheinbar die Aufnahme des Einfachzuckers Glukose nicht als Problem angesehen wird –, muss das schlechte Image an der Fruktose, also dem Fruchtzucker, liegen.

Fruktose wird anders als Glukose insulinunabhängig verstoffwechselt. Das bedeutet: Es wird kein Insulin ausgestoßen. Die Muskelzellen im menschlichen Organismus, wo der Großteil der Kohlenhydrate, die wir über die Nahrung zuführen, in Form von Muskelglykogen gespeichert wird, können nur Glukose verstoffwechseln. Daher wird Fruktose vor allem in der Leber gespeichert und dort zu Glukose oder Fett umgewandelt. Und das führt auch schon zum eigentlichen Problem. Fruktose wird zu einem sehr ungünstigen Zeitpunkt in eine Kaskade biochemischer Prozesse eingeschleust und wird dadurch schnell in Fett umgewandelt, was eine entscheidende Rolle bei der Entstehung einer nicht alkoholischen Fettleber darstellt[20] und zu einer gesteigerten Triglyzeridsynthese führen[21] und sich negativ auf die Blutfettwerte auswirken kann.

Diese gesundheitlich bedenklichen Effekte gelten jedoch nicht generell, sondern insbesondere bei starkem Überkonsum und in Verbindung mit einer positiven Energiebilanz.[22] Fruktose beziehungsweise Zucker ist daher per se auch kein alleiniger Risikofaktor für eine Gewichtszunahme oder gesundheitlich negative Auswirkungen. Aktive Sportler können sogar von einer erhöhten Fruktosezufuhr profitieren.[23] Das soll jedoch kein Freifahrtschein für eine unkontrollierte Zuckerzufuhr oder eine sehr zuckerreiche Ernährung sein. Im Gegenteil. Nach wie vor gilt der schon mehrfach angesprochene Grundsatz, 80 Prozent der Lebensmittelzufuhr in Form von möglichst natürlichen und unverarbeiteten Lebensmitteln zu konsumieren. Dann ist auch ein wenig zusätzlicher Zucker, zum Beispiel in Marmeladen, Softdrinks oder Süßigkeiten, kein Risiko.

Wichtig! Hin und wieder wird behauptet, Biozucker oder brauner Zucker seien gesündere Alternativen. Das ist schlichtweg falsch. Ein Biosiegel sagt nichts über den gesundheitlichen Effekt eines Lebensmittels aus, sondern gibt lediglich Rückschlüsse auf Anpflanzung, Haltung oder Aufzucht. Und brauner Zucker enthält lediglich Reste des dunklen Zuckersirups (Melasse). An der chemischen Struktur des Zuckers ändert sich dabei nichts.

Kohlenhydrate und Fettabbau – funktioniert das?

Wie bereits im Abschnitt zum glykämischen Index beschrieben, kommt es nach dem Konsum von Kohlenhydraten zu einem Anstieg des Blutzuckerspiegels und damit zu einer mehr oder minder starken Ausschüttung von Insulin. Insulin fungiert als anaboles (aufbauendes) Hormon und unterdrückt die Freisetzung von Fettsäuren aus den Fettdepots unmittelbar.[24] Aus dieser physiologischen Tatsache leiten viele Diätkonzepte ab, dass für einen optimalen Fettabbau ein möglichst niedriger Kohlenhydratgehalt in der Nahrung anzustreben sei. Diese Behauptung ist wissenschaftlich und empirisch jedoch nicht belegbar. Tatsache ist: Es lässt sich mit allen möglichen Kohlenhydratmengen über die Ernährung Fett abbauen, sofern eine negative Energiebilanz kontinuierlich eingehalten wird. Das Verbrennen von mehr Kalorien, als über die Ernährung zugeführt werden, ist der wichtigste Aspekt beim Abbau von Körperfettgewebe, der sich auch durch keinerlei andere Ernährungsgewohnheiten oder Strategien außer Kraft setzen lässt. Es gibt vielerlei unterschiedliche Ernährungskonzepte, die eine wirkliche Mystifizierung rund um die Thematik der Kohlenhydratzufuhr aufbauen:

- **Schlank im Schlaf:** Kohlenhydrate müssen nach 18 Uhr gemieden werden und sollten nur bis zum frühen Nachmittag konsumiert werden.
- **Metabole Diät:** Kohlenhydrate dürfen nur morgens, unmittelbar vor und direkt nach dem Training konsumiert werden. An Tagen, an denen nicht trainiert wird, sind Kohlenhydrate nur nach dem Aufstehen erlaubt.
- **Carb Backloading:** Hier dürfen Kohlenhydrate generell nur nach dem Training gegessen werden. Trainingsfreie Tage sind automatisch kohlenhydratarme Tage.
- **Anabole Diät:** Unter der Woche wird gezielt auf Kohlenhydrate verzichtet und es wird eine ketogene Ernährung (weniger als 30 bis 50 Gramm Kohlenhydrate pro Tag) befolgt. Am Wochenende werden die Glykogenspeicher gezielt durch stark kohlenhydratreiche Tage wieder aufgeladen.
- **Ketogene Ernährung:** In dieser Extremform der Ernährung wird dauerhaft komplett auf Kohlenhydrate verzichtet.

All diese Diäten funktionieren zum Fettabbau. Auch die sehr kohlenhydratreiche Low-Fat-Ernährung, bei der 60 bis 70 Prozent der Gesamtenergiezufuhr aus Kohlenhydratenergie zugeführt werden, ist zum Fettabbau geeignet, solange ein Kaloriendefizit eingehalten wird, das groß genug ausfällt und kontinuierlich genug praktiziert wird. Es geht also letztlich immer nur darum, eine Diätform zu finden, die zu den eigenen biopsychosozialen Komponenten passt und die eine dauerhafte Aufrechterhaltung ermöglicht. Es gibt zwar Hinweise dafür, dass eine schwerpunktmäßige Verteilung der Kohlenhydratzufuhr in Richtung der Abendstunden, anders als jahrelang propagiert wurde, leichte Vorteile auf die Körperzusammensetzung haben könnte,[25] diese sind jedoch minimal und auf lange Sicht betrachtet auch nicht mehr relevant. Für die Praxis bedeutet das: Bei gleichem Kaloriendefizit und identischer Proteinzufuhr ist das Verhältnis von Kohlenhydraten und Fetten in der Ernährung nicht entscheidend in Bezug auf die Fettabbaurate. Wer mit einer Low-Carb-Ernährung kontinuierlich gut zurechtkommt und diese auch im Kaloriendefizit besser aufrechterhalten kann als eine kohlenhydratreichere, fettarme Ernährungsform, sollte diese Art der Ernährung beibehalten. Wer sich mit einer fettärmeren und kohlenhydratreichen Ernährung kontinuierlicher im Kaloriendefizit bewegen kann, sollte sich besser an diesen Prinzipien orientieren. Und wer mehr Variation benötigt und die Zufuhrmenge der Kohlenhydrate von Tag zu Tag verändern möchte, wird auch damit Erfolg haben – immer vorausgesetzt, das Kaloriendefizit wird eingehalten und die täglich erforderliche Proteinmenge wird erreicht.

Das kann sich im Laufe der Zeit auch verändern. Personen mit einem hohen Körperfettanteil haben oftmals auch eine geringere Insulinsensibilität als Menschen mit viel Muskelmasse und niedrigen Körperfettwerten.[26] Das bedeutet: Die Muskelzellen übergewichtiger Menschen reagieren weniger sensibel auf Insulin, weshalb mehr Insulin notwendig ist, um den Blutzuckerspiegel zu senken. Solche Personen kommen erfahrungsgemäß mit einer kohlenhydratreduzierten Ernährung besser klar als sehr aktive Sportlerinnen und Sportler mit niedrigem Körperfettanteil und sehr hoher Insulinsensitivität. Diese Personen benötigen für die gleiche Menge an Kohlenhydraten entsprechend weniger Insulin zur Einlagerung der Kohlenhydrate in die Muskeln und es kommt zu geringeren Blutzucker- und Insulinschwankungen. Während solche Schwankungen für übergewichtige Personen zu Appetit und Heißhunger führen können, wirken Kohlenhydrate für schlanke Personen dann oftmals eher verstärkt als Sattmacher. Das ist ein sehr gutes Beispiel, wie stark der Einfluss der persönlichen Biologie bei der Wahl der individuell richtigen Ernährungsführung wiegt und warum es keine Diät von der Stange gibt, die für alle Menschen in gleichem Maße funktioniert oder empfehlenswert ist.

Hartnäckige Problemzonen

Es gibt nur eine Ausnahme, bei der eine gezielte Reduktion der Kohlenhydratzufuhr einen wirklichen Unterschied beim Fettabbau machen kann: beim Loswerden hartnäckiger »Problemzonen« wie Oberschenkel, Po und Hüfte bei Frauen oder Bauch und unterer Rücken beim Mann. Es seien jedoch bereits zu Beginn dieses Abschnitts einige Anmerkungen gemacht:

1. Nicht jede Sportlerin oder jeder Sportler benötigt eine Vorgehensweise, wie sie im Folgenden vorgestellt wird. Es gibt genug Beispiele, die zeigen, dass auch mit erhöhter Kohlenhydratzufuhr ein sehr niedriger Körperfettanteil erreicht werden kann. Letztlich geht alles, was hartnäckige Problemzonen betrifft, auf die persönliche Biologie zurück.
2. Diese Vorgehensweise wird erst dann relevant, wenn der Körperfettanteil der jeweiligen Person bereits sehr niedrig ist. Wir sprechen in diesem Zusammenhang von einem Körperfettanteil von deutlich unter 10 Prozent Unterhautfettgewebe beim Mann. Typische Problemzonen bei Frauen sind Oberschenkel und Gesäß. Wenn im Oberkörperbereich also bei praktisch kaum Körperfett im Taillenbereich und gleichzeitigem Vorhandensein von Fettpolstern an Oberschenkeln und Po, die trotz intensiver Diätbemühungen nicht verschwinden, noch kein deutlich sichtbares Sixpack zu erkennen ist, ist dieses Vorgehen noch nicht notwendig.
3. Dieser Abschnitt ist für Personen konzipiert, die den eigenen Körperfettanteil auf ein Minimum reduzieren möchten. Ob dies in der Praxis notwendig oder aus gesundheitlicher Sicht erstrebenswert ist, muss die Leserin oder der Leser selbst entscheiden.

Nachfolgend werden einige tiefergehende biochemische Aspekte des Fettabbaus erläutert. Wer sich für diese Themen nicht interessiert oder nicht vorhat, über das Erreichen eines typischen Strandkörpers – auf den Körperfettanteil bezogen –hinauszugehen, kann die folgenden Ausführungen überspringen.

Wie funktioniert Fettverbrennung?

Viele Menschen reden über das Thema Fettverbrennung, ohne dabei genau zu wissen, was dieser Begriff genau bedeutet. Fettverbrennung wird dabei sehr häufig mit Fettabbau gleichgesetzt. Dabei ist es beispielsweise auch möglich, die Fettverbrennung bei gleichzeitigem Fettaufbau zu steigern, wie dies etwa bei der Durchführung einer überkalorischen ketogenen Ernährung der Fall ist. Fettverbrennung beschreibt zunächst lediglich die Funktion der Energiegewinnung über die Oxidation von Fettsäuren. Das heißt: Fettsäuren werden in Adenosintriphosphat (ATP) umgewandelt – die eigentliche Energiewährung unserer Zellen. Es ist die einzige Energiequelle, die unsere Zellen direkt nutzen können. Fettabbau hingegen ist, wie vielfach bereits angesprochen, immer eine Frage der Energiebilanz. Die Rate der Fettverbrennung muss die Rate des Fettaufbaus über einen definierten Zeitraum übersteigen, um Körperfett zu verlieren.

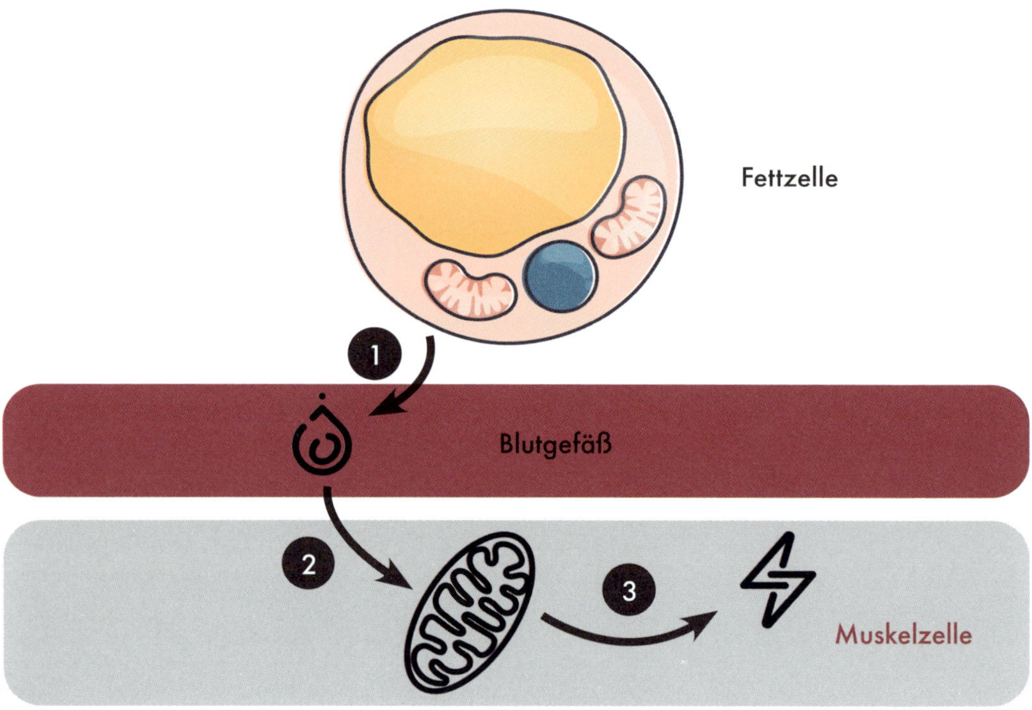

1. Fette werden aus dem Fettgewebe herausgelöst.
2. Über die Blutgefäße werden die Fette zur Muskulatur transportiert.
3. Fette werden in den Mitochondrien verbrannt. Energie wird freigesetzt.

Der physiologische Ablauf der Fettverbrennung beginnt mit der Fettfreisetzung aus dem Fettgewebe, verläuft über den Transport über die Blutbahn und endet in der Verbrennung im Mitochondrium.

Fette werden in Fettdepots – unter anderem den »hartnäckigen Problemzonen« – gespeichert und können von dort aus freigesetzt und von fast allen Zellen im Körper zur Energiebereitstellung genutzt werden. Im Fokus steht hier jedoch die Skelettmuskulatur. Der Prozess der Fettverbrennung verläuft dabei über unterschiedliche, aufeinanderfolgende Schritte.

Schritt 1: Fettfreisetzung

Das ist der erste Schritt, um Fett zu verbrennen. Das Fett muss aus den Körperfettdepots des Organismus freigesetzt werden, denn der Ort der Speicherung von Fetten entspricht nicht gleichzeitig dem Ort der Verbrennung. Zwar können Fette auch innerhalb von Zellen in Form sogenannter intramuskulärer Triglyzeride gespeichert werden, allerdings nur in geringer Menge.

Die Fette in den Fettdepots sind dort als Triglyzeride gespeichert. Drei Fettsäuren sind dabei an einem Glyzerinmolekül gebunden. Um Fette aus den Fettspeichern herauslösen zu können (Lipolyse), müssen die Fettsäuren vom Glyzerin abgespalten werden. Hierfür ist ein spezielles Enzym notwendig, die hormonsensitive Lipase (HSL). Die Aktivität dieses Enzyms bestimmt die Geschwindigkeit der Lipolyse. Sie ist also der limitierende Faktor der Fettfreisetzung. Wie der Name schon erahnen lässt, haben unterschiedliche Hormone einen direkten Einfluss auf die Konzentration der hormonsensitiven Lipase in den Fettspeichern – dazu gehören zum Beispiel Testosteron, Östrogen, Wachstumshormon, Cortisol, Insulin und Adrenalin. Sie können die HSL-Konzentration entweder erhöhen oder senken. Für die Zielsetzung, hartnäckige Problemzonen loszuwerden, sind jedoch vor allem zwei Hormone von besonderer Bedeutung: Insulin und Adrenalin.

Insulin übt die stärkste Hemmung auf die HSL-Aktivität aus. Wann immer Nahrung zugeführt wird, kommt es zu einem leichten Anstieg von Insulin und die HSL-Aktivität wird unterdrückt. Die stärkste Auswirkung auf die Insulinausschüttung haben Kohlenhydrate, gefolgt von Proteinen. Fette haben praktisch keinen Einfluss auf den Insulinspiegel. Aus diesem Grund werden Kohlenhydrate bei einer ketogenen

Ernährung auf ein Minimum reduziert, der Proteingehalt wird moderat gestaltet und der Großteil der Energiezufuhr erfolgt über Nahrungsfette. Dadurch wird der Insulinspiegel möglichst niedrig gehalten.

Den stärksten Einfluss auf die Steigerung der HSL-Konzentration haben die sogenannten Katecholamine. Dazu gehören Adrenalin und Noradrenalin. Beide Hormone werden von der Nebennierenrinde ausgeschüttet und gelangen über den Blutkreislauf zu den Fettzellen, wo sie ihren entsprechenden Einfluss ausüben können. Diese beiden Hormone haben jedoch nur einen indirekten Einfluss auf die HSL. Der Hauptregulator der HSL ist das zyklische Adenosinmonophosphat (Cyclical Adenosine Monophosphate, kurz cAMP). Eine niedrige cAMP-Konzentration in der Zelle führt zu einem niedrigen HSL-Spiegel und einer gebremsten Lipolyse. Eine hohe zelluläre cAMP-Konzentration führt auf der anderen Seite zu einer hohen HSL-Aktivität und einer gesteigerten Lipolyse. Für eine bestmögliche Fettfreisetzung sind entsprechend hohe cAMP-Konzentrationen wünschenswert. Wie das am einfachsten realisiert werden kann, wird im Verlauf dieses Abschnitts noch genauer erläutert werden.

Schritt 2: Transport im Blut

Sowohl die Hormone, die im Fettgewebe wirken und die Lipolyse begünstigen, als auch die freigesetzten Fettsäuren müssen über das Blut transportiert werden. Die Hormone müssen zunächst zum Speicherfett gelangen. Die freigesetzten Fettsäuren müssen von den Fettdepots weg zum Ort der Verbrennung kommen, was zu einem großen Teil die Skelettmuskulatur ist. Die Transportwege über das Blut sind also äußerst wichtig und entscheidend. Je besser die Durchblutung im Bereich des Fettgewebes ist, desto besser können Hormone hin- und Fettsäuren wegtransportiert werden. Der Blutfluss zum Fettgewebe lässt sich durch unterschiedliche Interventionen verbessern:

- Aufnahme einer Mahlzeit
- Fasten[27]
- Bewegung[28]

Die Aufnahme einer Mahlzeit erhöht den Blutfluss zu den Fettdepots, um die aufgenommenen Nährstoffe entsprechend besser einlagern zu können. Gleichzeitig wird durch die Nahrungsaufnahme Insulin freigesetzt, was die Lipolyse hemmt. Einfach nur mehr oder häufiger zu essen, ist also keine wirklich sinnvolle Strategie, um die Durchblutung im Sinne des Abbaus hartnäckiger Fettspeicher zu verbessern. Fasten und Bewegung hingegen können sinnvolle Maßnahmen sein, wie Untersuchungen gezeigt haben. Vor allem in Kombination kommt es dadurch zu einer verstärkten Ausschüttung von Katecholaminen, die wiederum die Lipolyse begünstigen. Je länger die Belastung dauert, desto stärker fällt der Effekt der Steigerung des Blutflusses zum Fettgewebe aus. Gleichzeitig konnte in dieser Untersuchung eine Steigerung der Konzentration an freien Fettsäuren im Blut um den Faktor sieben beobachtet werden. Dadurch können die freigesetzten Fettsäuren entsprechend vom Fettgewebe abtransportiert werden und zur Muskulatur gelangen.

Schritt 3: Fettverbrennung

Die Fettsäuren können über einen spezifischen Transportmechanismus, der an dieser Stelle nicht weiter beschrieben werden soll, in die Muskelzellen aufgenommen werden. Dort können sie entweder in Form sogenannter intramuskulärer Fettsäuren gespeichert werden (nur in geringem Maße) oder direkt zur Energiegewinnung dienen. Das geschieht in den Mitochondrien, den »Kraftwerken« der Zellen. Mithilfe des Enzyms Carnitin-Palmitoyltransferase-1 (CPT-1) können die freien Fettsäuren ins Mitochondrium gelangen, wo sie anschließend oxidiert werden. Der limitierende Faktor bei diesem Prozess ist die Aktivität von CPT-1. Sie ist abhängig vom Füllstand der Muskelglykogenspeicher und der eigenen aeroben Kapazität.[29] Sprich: Je besser die Ausdauer einer Person trainiert ist und je geringer ihre muskulären Kohlenhydratspeicher sind, desto höher ist die CPT-1-Aktivität und desto mehr Fette werden auch direkt in den Mitochondrien oxidiert.

Was macht Problemzonen so hartnäckig?

In den vorangegangenen Abschnitten wurde beschrieben, dass Adrenalin die HSL-Konzentration und damit die Lipolyse steigern kann. Insulin bewirkt das genaue Gegenteil. Hormone sind dabei jedoch immer nur Botenstoffe. Sie müssen also mittels Schlüssel-Schloss-Prinzip an einem Rezeptor an oder innerhalb einer Zelle andocken, um eine Reaktion in dieser Zelle zu bewirken. Hartnäckiges Problemzonenfett besitzt in der Regel eine hohe Zahl an Insulinrezeptoren, die darüber hinaus äußerst sensibel auf Insulin reagieren. Das bedeutet: Bereits die geringste Menge an Insulin reicht aus, um die Fettfreisetzung aus diesen hartnäckigen Fettdepots praktisch vollständig zu unterdrücken. Sehr kohlenhydrat- und proteinreiche Ernährungsformen und eine hohe Mahlzeitenfrequenz sorgen also dafür, dass die Fettfreisetzung aus diesen Speicherdepots permanent gehemmt wird – einerseits über die Steigerung der Durchblutung zu diesem Gewebe und dadurch andererseits auch über das vermehrte Andocken des Insulins an den entsprechenden Rezeptoren. Das kann ein Faktor dafür sein, dass viele Sportlerinnen und Sportler, vor allem aber Frauen sich beim Loswerden dieser Problemzonen mit einer Low-Carb-Ernährung leichter tun. Wichtig dabei ist jedoch zu beachten: Das Kaloriendefizit ist hierbei nach wie vor entscheidend.

Neben den Insulinrezeptoren enthält das Problemzonenfett jedoch auch noch weitere Rezeptoren, an denen beispielsweise das Adrenalin andocken kann. Relevant für den Abbau von hartnäckigem Fett sind vor allem die beiden folgenden Rezeptoren:

- alpha-2-Rezeptoren
- beta-2-Rezeptoren

Bindet das Adrenalin an den beta-2-Rezeptoren an, wird die cAMP-Konzentration gesteigert, was eine verstärkte Lipolyse zur Folge hat. Bindet das Adrenalin hingegen an den alpha-2-Rezeptoren an, kommt es zu einer Verringerung der cAMP-

Konzentration und entsprechend auch zu einer Hemmung der Fettfreisetzung aus den Fettdepots. Adrenalin kann also sowohl zur Steigerung der Fettfreisetzung als auch gleichzeitig zur Hemmung beitragen. Hartnäckige Fettdepots weisen in der Regel eine höhere Anzahl an alpha-2-Rezeptoren als beta-2-Rezeptoren auf,[30] was den eigentlichen Fett freisetzenden Effekt von Adrenalin mit einer höheren Wahrscheinlichkeit zu einem hemmenden Effekt auf die Lipolyse macht. Bei Frauen fällt die Verteilung der alpha-2-Rezeptoren zu beta-2-Rezeptoren noch einmal deutlich stärker zugunsten der alpha-2-Rezeptoren aus, da das weibliche Sexualhormon Östrogen die alpha-2-Rezeptorregulierung aktiviert und somit steigern kann.[31]

Wie wird man Problemzonenfett los?

Hier kommen die Kohlenhydrate ins Spiel. Eine Reduktion der Glykogenspeicher im Körper und eine gleichzeitige Reduktion der Zufuhr der Kohlenhydrate über die Nahrung führt zu einer Hemmung der Aktivität der alpha-2-Rezeptoren.[32] Gleichzeitig stimuliert eine Low-Carb-Ernährung oder eine längere Fastenphase die Ausschüttung von Adrenalin und die Durchblutung zu den hartnäckigen Problemzonen.[33] Folgendes Protokoll hat sich zum Abbau hartnäckiger Fettdepots in der Praxis bewährt:

- **Tag 1:** Eine Low-Carb-Ernährung mit weniger als 50 bis 100 Gramm Kohlenhydraten pro Tag und mit hohem Proteingehalt von mindestens 2,5 Gramm Fett pro Kilogramm Körpergewicht und mit einer moderaten Fettzufuhr von 25 bis 35 Prozent der zugeführten Energiemenge in Kombination mit einem Ganzkörpertraining mit hoher Wiederholungszahl von circa 15 bis 25 Wiederholungen pro Satz und kurzen Pausenzeiten zwischen den Sätzen von etwa 30 bis 60 Sekunden tragen zur Reduktion der Glykogenspeicher bei.
- **Tag 2:** Low-Carb-Ernährung, wie an Tag 1 beschrieben, zusätzlich 40 bis 60 Minuten lockeres Kardiotraining, kombiniert mit hoher Alltagsaktivität von mindestens 8000 bis 10 000 Schritten.

- **Tag 3:** Low-Carb-Ernährung wie an den Tagen 1 und 2. Dazu intensives Ganzkörpertraining im moderaten Wiederholungsbereich von circa 8 bis 12 Wiederholungen pro Satz und zwei bis drei Sätzen pro Übung. Der Schwerpunkt sollte auf mehrgelenkigen Grundübungen liegen.
- **Tag 4:** Wie Tag 2.
- **Tag 5:** Aufladetag mit Kohlenhydraten.
- **Tag 6:** Der Zyklus beginnt von vorn.

Auf diese Weise können alle Mechanismen, die einen positiven Einfluss auf den Abbau von hartnäckigen Problemzonen haben, aktiviert werden. Es sei jedoch auf einige Punkte hingewiesen:

- Das Protokoll funktioniert nur dann, wenn gleichzeitig ein Kaloriendefizit eingehalten und der sechstägige Zyklus diszipliniert durchgeführt wird. Wenn dieses Vorgehen zu verstärktem Heißhunger und Binge-Eating-Attacken führt, sollte unbedingt davon abgesehen werden.
- Das Protokoll ist nur für Personen mit einem ohnehin bereits sehr niedrigen Körperfettanteil interessant und vor allem für Personen, die beispielsweise für einen Bodybuilding- oder Figurwettkampf einen extrem niedrigen Körperfettanteil erreichen müssen.
- Das sechstägige Protokoll sollte maximal für fünf Runden am Stück absolviert werden, bevor eine mindestens 30-tägige Pausenzeit eingehalten wird.
- Dieses Protokoll hat nichts mit einer langfristigen und nachhaltigen Ernährung zu tun, sondern ist nur der Vollständigkeit halber hier aufgeführt. Es dient dem Verständnis, warum Problemzonen so schwierig zu eliminieren sind.

Kohlenhydrate und Muskelaufbau

Muskelaufbau wird bestimmt durch eine positive Netto-Proteinbilanz im Muskelgewebe. Das bedeutet, dass die Aktivität der Muskelproteinsynthese (MPS) insgesamt im Verlauf eines definierten längeren Zeitraums höher ausfallen muss als der Abbau von Proteinstrukturen in der Muskulatur (MPB). Hierfür sind vor allem drei Faktoren entscheidend:

1. ein progressiv gestaltetes Hypertrophietraining
2. ausreichend hohe Proteinmengen
3. eine positive Energiebilanz

Kohlenhydrate sind dabei für keinen der Punkte essenziell, können jedoch zu den Punkten eins und drei beitragen.

Ein hypertrophieorientiertes Krafttraining zeichnet sich in der Regel durch ein moderates bis hohes Trainingsvolumen mit mehreren Sätzen pro Muskelgruppe und einem Wiederholungsbereich von 6 bis 20 Wiederholungen pro Satz aus. Wie in Kapitel 4 zum Functional Bodybuilding (ab Seite 112) noch genauer erläutert wird, ist ein Muskelwachstum auch in Wiederholungsbereichen außerhalb der aufgeführten Empfehlung möglich, doch gerade im Bereich von 6 bis 20 Wiederholungen zeigen sich die besten Ergebnisse in Kombination mit einer sinnvollen Trainingsplanung. Derartige Belastungen werden hauptsächlich durch die Oxidation von Kohlenhydraten realisiert. Für eine bestmögliche Trainingsleistung und damit eine progressive Steigerung der Belastungsnormativen beziehungsweise -komponenten sind Kohlenhydrate zwar nicht zwangsweise notwendig, allerdings in jedem Fall wärmstens empfohlen. Der nahezu vollständige Verzicht auf Kohlenhydrate führte in verschiedenen Untersuchungen zu Ergebnissen, aus denen sich ableiten lässt, dass die Reduktion der Kohlenhydrate in der Nahrung auf ein Minimum zumindest nicht optimal für einen maximalen Muskelaufbau ist.[34] Das bedeutet jedoch nicht, dass Muskelaufbau mit einer sehr strikten Low-Carb-Ernährung nicht auch möglich ist,[35] sofern alle drei zuvor beschriebenen Kriterien für Muskelaufbau erfüllt sind. Powerlifter und Gewichtheber, die nur mit niedrigen Wiederholungszahlen und kurzer Belastungsdauer pro Satz sowie langen Satzpausen arbeiten und dessen hauptsächliches Ziel es ist, die Maximalkraft zu steigern, haben grundsätzlich weniger starke Leistungseinbußen zu befürchten als Sportlerinnen und Sportler, die mehr einem klassischen Hypertrophietraining folgen. Selbst Untersuchungen an CrossFit®-Athleten konnten zeigen, dass eine ketogene, nahezu kohlenhydratfreie Ernährung sich nicht zwangsweise negativ auf die Leistung und Körperzusammensetzung der Sportler auswirken muss.[36] Allerdings muss in diesem Fall noch einmal genau unterschieden werden, welche Ziele Sportlerinnen und Sportler in diesem Fall verfolgen und auf welchem Leistungsniveau sie sich befinden. Geht es nur darum, die eigene körperliche Fitness zu verbessern, Fett zu verlieren und Muskeln aufzubauen oder bewegen sich diese Athletinnen und Athleten auf hohem Wettkampfniveau und möchten möglichst hohe Absolutleistungen erzielen? Ab einer Belastungsintensität von etwa 65 Prozent der maximalen Sauerstoffaufnahmekapazität (VO_2max) steigt der Anteil der an der Energiebereitstellung beteiligten Kohlenhydratmenge rapide an und ist bei rund 75 Prozent VO_2max die dominierende Energiequelle, um die entsprechende Leistung aufrechterhalten zu können.[37]

Grundsätzlich lässt sich also bereits an dieser Stelle sagen: Muskeln lassen sich für Hobbysportlerinnen und Hobbysportler auch ohne Kohlenhydrate oder mit einer eher niedrigen Kohlenhydratzufuhr über die Nahrung aufbauen, sofern keine maximale sportliche Leistung im Vordergrund der Zielsetzung steht. Es gibt allerdings keinen wirklich sinnvollen Grund, auf Kohlenhydrate zu verzichten, wenn das Ziel lautet, die Muskelmasse zu steigern. Letztlich zählen auch hier erneut die biopsychosozialen Komponenten. Denn am Ende geht es auch hier wieder darum, eine definierte Vorgehensweise mit Zeit, Geduld und Kontinuität umzusetzen. Das Positionspapier der International Society of Sports Nutrition empfiehlt intensiv trainierenden Kraftsportlern eine tägliche Kohlenhydratzufuhr von 5 bis 8 Gramm Kohlenhydraten pro Kilogramm Körpergewicht.[38] Eine deutlich höhere Kohlenhydratzufuhr ist im Freizeitsport in der Regel selbst bei intensivem Training nicht möglich, da Krafttraining und bodybuildingorientiertes Training die Glykogenspeicher normalerweise nur zu einem moderaten Anteil entleeren.[39]

Was ist mit dem anabolen Fenster?

Den Zeitfenstern rund um Trainingseinheiten wird sehr häufig eine besondere Bedeutung zugeschrieben. Doch ähnlich wie bereits bei den Proteinen beschrieben gilt auch für die Kohlenhydrate, dass die Zufuhrmenge im Allgemeinen den wichtigeren Aspekt darstellt als eine präzise Timing-Strategie. Das gilt zumindest in Bezug auf den Muskelaufbau. Sind die Kohlenhydratspeicher vor einem Training in ausreichendem Maße durch die vorangegangenen Mahlzeiten gefüllt, sind von einer unmittelbaren Kohlenhydratzufuhr vor dem oder während des Trainings keine weiteren Vorteile zu erwarten, da die Muskelglykogenspeicher – anders als beispielsweise beim Ausdauersport – nicht den limitierenden Faktor darstellen. Lediglich bei nicht ausreichend gefüllten Glykogenspeichern, wie es etwa bei einem morgendlichen Nüchterntraining der Fall sein kann, kann eine unmittelbare Kohlenhydratversorgung vor dem Training zu einer deutlichen akuten Leistungsoptimierung führen.[40]

Der obligatorische Proteinshake nach dem Training funktioniert auch ohne Kohlenhydrate. Die Aktivität der Muskelproteinsynthese ändert sich nicht signifikant, egal, ob Kohlenhydrate zur Proteinzufuhr hinzugefügt wurden oder nicht, sofern genug Gesamtprotein zur Verfügung steht.[41] Es konnten auch keine Unterschiede im Bereich der Muskelmasse oder der Kraftentwicklung durch eine gezielte Kombination aus Proteinen und Kohlenhydraten in einem Shake unmittelbar nach dem Training beobachtet werden.

SCHLÜSSELFAKTOREN ZUR KOHLENHYDRATZUFUHR

- Kohlenhydrate sind zum Aufbau von Muskulatur nicht zwingend notwendig, werden jedoch empfohlen. Ein Verzicht auf Kohlenhydrate mit dem Ziel, Muskulatur aufzubauen, führt in der Regel zumindest zu nicht optimalen Ergebnissen.
- Ein Verzicht auf Kohlenhydrate zum Fettabbau ist ebenfalls nicht notwendig. Entscheidend für den Fettabbau sind eine kontinuierliche negative Energiebilanz und ausreichend hohe Proteinmengen zum Schutz der Muskulatur vor deren Abbau.
- Das anabole Fenster spielt keine bedeutende Rolle für die Veränderung der Körperzusammensetzung, sofern die restliche Ernährung sinnvoll geplant und umgesetzt wird.
- Die Muskelglykogenspeicher sind nicht der limitierende Faktor bei einem typischen Kraft- und Hypertrophietraining, weshalb weder sehr hohe Kohlenhydratmengen für maximalen Erfolg bei der Kraftentwicklung und beim Muskelaufbau notwendig sind, noch müssen Kohlenhydrate während des Trainings zugeführt werden.
- Der glykämische Index von Kohlenhydraten kann bei jeglicher zuvor beschriebenen Zielsetzung vernachlässigt werden. Besser ist eine Fokussierung auf generell unverarbeitete Lebensmittel.
- Ballaststoffe sind nicht vollständig verdaubare Kohlenhydrate, die eine wichtige Rolle für die allgemeine Gesundheit und vor allem die Darmflora spielen.
- Ein strikter Verzicht auf Kohlenhydrate kann unter Umständen sinnvoll und hilfreich sein, wenn es um das Loswerden sehr hartnäckiger Problemzonen geht.

Fett macht fett – sind Nahrungsfette wirklich die Hauptverantwortlichen für Übergewicht?

Um nicht zuzunehmen, sollten wir die Fette in unserer Ernährung reduzieren. Das sei auch insgesamt gesünder. Das hört man immer wieder im Kontext der Nahrungsfette. Was ist aber wirklich dran an diesen Aussagen? Sind Fette wirklich so dramatisch ungesund? Mitnichten. Die Wahrheit ist sogar eine vollkommen andere: Während von offizieller Seite immer empfohlen wird, einen möglichst hohen Anteil der täglich zugeführten Energie in Form von Kohlenhydraten aufzunehmen, weil diese so wichtig für den Körper seien, wird dabei häufig übersehen, dass Kohlenhydrate nicht essenziell für den menschlichen Organismus sind, bestimmte Fettsäuren hingegen schon. Fett ist nicht gleich Fett. Aus ernährungswissenschaftlicher Sicht werden folgende Fettarten unterschieden:

- gesättigte Fettsäuren
- einfach ungesättigte Fettsäuren
- mehrfach ungesättigte Fettsäuren

Essenziell sind dabei die mehrfach ungesättigten Fettsäuren. Sie müssen mit der Ernährung in ausreichendem Maße zugeführt werden, da der Organismus sie nicht selbst synthetisieren kann. Um das zu verstehen, ist es wichtig, den generellen Aufbau von Fetten zu kennen.

Fette bestehen grundsätzlich aus zwei Arten von Bausteinen: Glyzerin und freien Fettsäuren. In der Nahrung kommen Fette in Form von Triglyzeriden vor. Das bedeutet: An jedem Glyzerin hängen drei freie Fettsäuren. Diese wiederum bestimmen, um welche Art der Fette es sich handelt, denn die freien Fettsäuren sind lange Ketten einzelner Kohlenstoffatome, an denen sich an jedem Molekül ein Wasserstoffatom binden kann. Ist das der Fall, spricht man von gesättigten Fettsäuren. Alle Kohlenstoffatome sind mit Wasserstoffatomen gesättigt. Bei einfach ungesättigten Fettsäuren ist ein Kohlenstoffatom nicht gesättigt. An dieser Stelle entsteht eine Doppelbindung im Molekül. Von mehrfach ungesättigten Fettsäuren spricht man, wenn mehrere Kohlenstoffatome nicht vollständig gesättigt sind. Die genaue biochemische Molekülstruktur zu kennen, ist nicht weiter wichtig. Wichtig ist zu verstehen, dass es vor allem die mehrfach ungesättigten Fettsäuren sind, die eine sehr entscheidende Rolle im Organismus spielen. Sie können vom Körper nicht hergestellt werden, übernehmen jedoch wichtige Aufgaben, beispielsweise als Baustoffe für die Zellwände. Sie tragen unter anderem also maßgeblich zur Zellgesundheit bei.

Mehrfach ungesättigte Fettsäuren

Zu den wichtigsten essenziellen Fettsäuren zählen die Omega-3- und Omega-6-Fettsäuren. Insbesondere die Omega-3-Fettsäuren haben in den vergangenen Jahren immer mehr an Bekanntheit gewonnen. Das liegt vor allem daran, dass Omega-3-Fettsäuren mit einer Senkung des Risikos, an Herz-Kreislauf-Krankheiten zu erkranken, in Verbindung gebracht werden.[42] In diesem Fall gilt bis zu einem gewissen Punkt sogar das »Mehr ist mehr«-Prinzip. Neben den positiven Effekten auf die Herz-Kreislauf-Gesundheit ist aber vor allem auch das antientzündliche Potenzial der Omega-3-Fettsäuren von Interesse. Die beiden entscheidenden Fettsäuren sind hier die Eicosapentaensäure (EPA) und die Docosahexaensäure (DHA). Diese beiden Fettsäuren finden sich vor allem in fettem Seefisch. Daher empfiehlt die DGE von offizieller Seite, wöchentlich ein bis zwei Portionen fetten Seefisch wie Lachs aus Biozucht, Hering oder Makrele zu konsumieren.[43] Es wird jedoch immer öfter empfohlen, zusätzlich zu regelmäßigem Fischkonsum mindestens ein weiteres Gramm EPA/DHA kombiniert zuzuführen.

Wichtig! Der Konsum von Fisch oder fischölhaltigen Nahrungsergänzungen kann nicht eins zu eins durch die Zufuhr pflanzlicher Alternativen ersetzt werden. Die pflanzliche Omega-3-Fettsäure Alphalinolensäure (ALA), wie sie beispielsweise in Leinsamenöl hochkonzentriert vorkommt, ist eine Vorstufe von EPA und DHA. Das bedeutet: Um den gewünschten Effekt zu erzielen, muss ALA zunächst umgewandelt werden. Dieser Prozess ist im menschlichen Körper jedoch nur sehr schwach ausgeprägt. Im Schnitt werden nur rund 8 bis 12 Prozent ALA zu EPA und im weiteren Verlauf dann nur noch etwa ein Prozent zu DHA umgewandelt.[44] Bei Männern scheint diese Umwandlungsrate noch schlechter abzulaufen als bei Frauen.[45] Lediglich bestimmte Algenöle können diesem Problem zumindest teilweise entgegenwirken. Diese Öle enthalten jedoch maßgeblich DHA und nur einen sehr geringen EPA-Anteil. Bei einer rein pflanzenbasierten Ernährung sollte das beachtet und entsprechend fehlende Anteile sollten über Nahrungsergänzungen komplettiert werden.

Die Gegenspieler der Omega-3-Fettsäuren sind die Omega-6-Fettsäuren. Sie verursachen in nahezu jedem positiven Aspekt der Omega-3-Fettsäuren die gegensätzlichen Wirkungen. Während Omega-3-Fettsäuren Entzündungsreaktionen im Körper hemmen, werden sie durch Omega-6-Fettsäuren gesteigert. Omega-3-Fettsäuren halten das Blut flüssig, Omega-6-Fettsäuren sorgen für Verklumpung, erhöhen also die Thromboseneigung und -bildung. Dennoch: Omega-6-Fettsäuren sind nicht weniger wichtig als Omega-3-Fettsäuren. Bei einem Schnitt in den Finger mit einem Messer beispielsweise ist eine Entzündung und eine Verklumpung des Blutes an der verletzten Stelle durchaus erwünscht. Andernfalls wäre jede noch so kleine blutige Wunde potenziell tödlich. Das Problem sind also nicht die Omega-6-Fettsäuren per se, sondern die Menge, die im Durchschnitt täglich davon konsumiert wird. Das empfohlene Verhältnis aufgenommener Omega-3- zu Omega-6-Fettsäuren liegt bei 1 : 1 bis 1 : 4.[46] Die tatsächliche Aufnahme in der westlich orientierten Welt liegt jedoch bei 1 : 15 bis 1 : 20.[47] Zwar scheint selbst eine derart hohe Verschiebung des Verhältnisses dieser beiden Fettsäuren bei gesunden Menschen kein genereller Risikofaktor für Herz-Kreislauf-Erkrankungen aufgrund überschießender Entzündungsreaktionen zu sein,[48] dennoch empfiehlt es sich, bei der Lebensmittelauswahl mehr Wert auf die richtige Qualität zu legen. Nach heutigem wissenschaftlichem Stand ist zu beachten, dass vor allem verarbeitete Omega-6-Fettsäuren bei Personen mit Vorerkrankungen zu weiteren gesundheitlichen Problemen führen können. Für stoffwechselgesunde Personen hingegen ist es nicht ratsam, sämtliche Omega-6-haltigen Lebensmittel aus der Ernährung zu verbannen. Schließlich gibt es auch unzählige Omega-6-haltige Lebensmittel, die einen positiven Effekt auf die Gesundheit ausüben, beispielsweise verschiedene Arten von Nüssen und Samen. Die folgende Abbildung zeigt den Stoffwechsel der Omega-3- und Omega-6-Fettsäuren noch einmal schematisch auf.

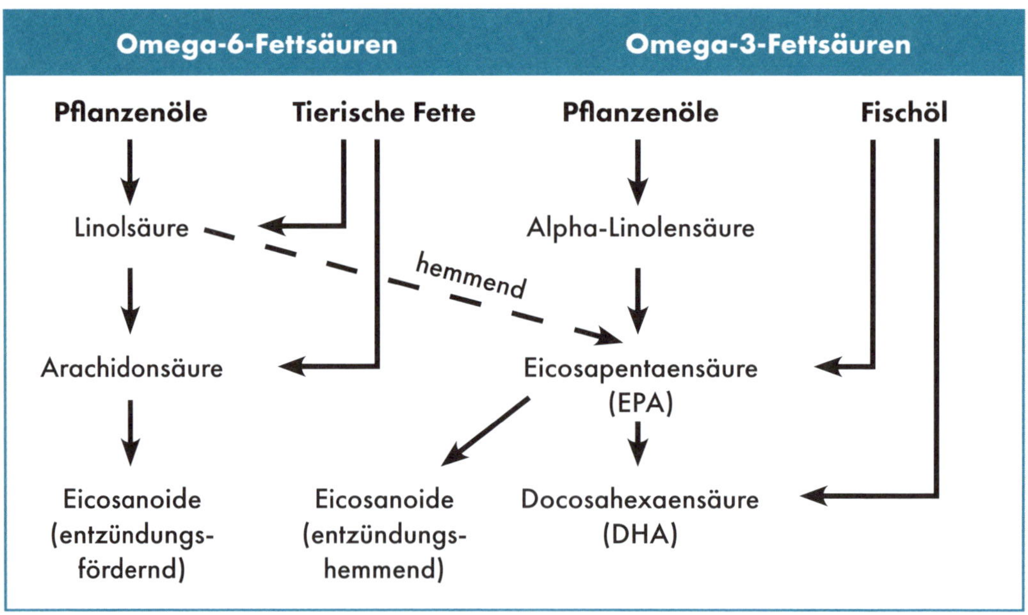

Der Stoffwechsel mehrfach ungesättigter Omega-6- und Omega-3-Fettsäuren hat Einfluss auf Entzündungsreaktionen im menschlichen Körper.

Wichtig! Gerade bei den mehrfach ungesättigten Fettsäuren gilt, dass mehr nicht gleich besser ist. Die Vermutung liegt zwar nahe, dass es von Vorteil sein könnte, weit über die Empfehlungen der Omega-3-Zufuhr hinaus zu supplementieren.

Allerdings sind mehrfach ungesättigte Fettsäuren in ihrer biochemischen Grundstruktur äußerst instabil. Das bedeutet, dass diese Fettsäuren durch Antioxidantien stabilisiert werden müssen. Andernfalls können die oxidierten Fettsäuren eher zur gesundheitlichen Belastung werden. Eine Deckung des Bedarfs reicht hier also vollkommen aus und muss nicht überschritten werden. Zudem sollten mehrfach ungesättigte Fettsäuren – vor allem Omega-3-haltige Fette – nicht zum Braten verwendet werden, denn sie sind nicht nur sehr instabil gegenüber Kontakt mit Sauerstoff, sondern darüber hinaus auch nur in geringem Ausmaß hitzestabil.

Einfach ungesättigte Fettsäuren

In enger Verbindung mit einer klassischen mediterranen Ernährung, die reich an Olivenöl, Fisch und Nüssen ist, stehen die einfach ungesättigten Fettsäuren. Im Gegensatz zu den mehrfach ungesättigten Omega-3- und Omega-6-Fettsäuren sind sie zwar nicht essenziell, allerdings deshalb nicht weniger relevant. Gerade in mediterraner Umgebung, in der die klassische mediterrane Ernährung noch im Mittelpunkt steht, kann im Durchschnitt eine niedrigere Rate an Herz-Kreislauf-Erkrankungen beobachtet werden, im Vergleich zur westlichen Welt beziehungsweise im Vergleich zu einer westlich orientierten Ernährungsweise.[49] Zwar ist die mediterrane Ernährung nicht allein durch einen hohen Anteil an einfach ungesättigten Fettsäuren geprägt, sondern auch von einem hohen Konsum an Obst und Gemüse sowie einer guten Versorgung mit Omega-3- und Omega-6-Fettsäuren in einem günstigen Verhältnis sowie von einer insgesamt niedrigen Kohlenhydratzufuhr. Doch Studien zeigen, dass sich einfach ungesättigte Fettsäuren positiv auf unterschiedliche Marker in Bezug auf die Verhinderung von Herz-Kreislauf-Erkrankungen auswirken können. Hierzu gehören zum Beispiel ein positiver Einfluss auf den Blutdruck, die Cholesterinwerte und weitere Blutfettwerte.[50]

Im Gegensatz zu den mehrfach ungesättigten Fettsäuren sind die einfach ungesättigten Fettsäuren deutlich stabiler, sowohl gegenüber dem Kontakt mit Sauerstoff als auch gegenüber Hitze. Zwar sind einfach ungesättigte Fettsäuren noch immer keine optimalen Fette zum Braten und zum starken Erhitzen, allerdings sind sie schon deutlich besser geeignet als die mehrfach ungesättigten Fettsäuren. Bedenkt man die höhere Stabilität, die zu den weiteren genannten gesundheitlichen Vorteilen dieser Fette kommt, kann empfohlen werden, den Großteil der täglichen Fettzufuhr über einfach ungesättigte Fettsäuren abzudecken. Sie sollten die Basis der Fettzufuhr in der täglichen Ernährung bilden. In der folgenden Tabelle sind die wichtigsten Lebensmittel mit hohem Anteil einfach ungesättigter Fettsäuren aufgeführt.

Lebensmittel mit hohem Anteil einfach ungesättigter Fettsäuren	
Lebensmittel	Einfach ungesättigte Fettsäuren pro 100 Gramm
Olivenöl	69 g
Rapsöl	45 g
Haselnüsse	46 g
Mandeln	34 g
Cashewkerne	29 g
Leinöl	19 g

Gesättigte Fettsäuren

Unter den verschiedenen Fetten sind die gesättigten Fettsäuren als regelrechte Bösewichte verschrien. Kein Wunder also, dass offizielle Gesellschaften wie die DGE dazu aufrufen, den Anteil gesättigter Fettsäuren in der Ernährung auf maximal 7 bis 10 Prozent zu begrenzen.[51] Bei genauerem Hinschauen kann eine solche Position allerdings zumindest angezweifelt werden, denn Auswertungen unterschiedlicher hochwertiger Forschungsarbeiten konnten zeigen, dass zwischen dem Konsum gesättigter Fettsäuren und der Entwicklung von Herz-Kreislauf-Erkrankungen oder der allgemeinen Sterblichkeit keine direkte Verbindung hergestellt werden kann.[52]

Woher stammen dann aber die Empfehlungen, die gesättigten Fettsäuren zu reduzieren? Meist ist das auf weitere Co-Faktoren zurückzuführen. Gesättigte Fettsäuren befinden sich in der Regel verstärkt in stark verarbeiteten Lebensmitteln, die meist auch eine hohe glykämische Last aufweisen. Personen, die sich viel von solchen Lebensmitteln ernähren, weisen oft Verhaltensweisen auf, die sich generell negativ auf die Gesundheit auswirken, zum Beispiel wenig Bewegung, eine überkalorische Ernährung, erhöhter Alkoholkonsum, eine verstärkte Neigung zum Rauchen und so weiter. Der Konsum von gesättigten Fettsäuren allein kann hier also nicht als Risikofaktor herangezogen werden, sondern es muss der Gesamtkontext betrachtet werden.

Dennoch: Im Vergleich zu mehrfach ungesättigten Fettsäuren sind gesättigte Fettsäuren nicht essenziell, und verglichen mit einfach ungesättigten Fettsäuren weisen gesättigte Fette kaum wirklich gesundheitlich positive Eigenschaften auf, sondern haben in erster Linie eine Funktion als Energieträger. Daher ist es durchaus ratsam, den Konsum gesättigter Fettsäuren gegen mehr Lebensmittel, die verstärkt einfach ungesättigte Fettsäuren enthalten, einzutauschen. Da gesättigte Fettsäuren jedoch aufgrund ihrer vollständigen Sättigung extrem stabil sind, eignen sich diese Fette hervorragend zum Erhitzen. Als Bratfette sollten also vornehmlich gesättigte Fettsäuren verwendet werden.

Transfettsäuren

Eine Sonderrolle nehmen die Transfettsäuren ein. Sie sind ungesättigte Fettsäuren mit einer oder mehreren Doppelbindungen und einer spezifischen Anordnung der Atome im Bereich der Doppelbindung. Es handelt sich also streng genommen um ungesättigte Fettsäuren, die eigentlich gesund sein sollten. In diesem speziellen Fall gibt es jedoch keinerlei Hinweise dafür, dass Transfettsäuren positive Eigenschaften für die Gesundheit mit sich bringen, gleichzeitig ist jedoch gut belegt, dass Transfettsäuren sich negativ auf den Stoffwechsel und unterschiedliche Biomarker auswirken können. Transfettsäuren stehen dabei unter anderem im Verdacht, das schlechte LDL-Cholesterin zu erhöhen und das gute HDL-Cholesterin zu senken, was insgesamt zu einem gesteigerten Risiko für Herz-Kreislauf-Erkrankungen führen kann.[53]

Transfettsäuren entstehen vor allem bei der Verarbeitung von Lebensmitteln, insbesondere bei der Härtung von Fetten, also wenn ein flüssiges Fett gehärtet werden soll, beispielsweise bei der Herstellung von Margarinen aus Pflanzenölen. Aber auch bei einer starken Erhitzung kann es zur Entstehung von Transfettsäuren kommen. Besonders häufig kommt das beim Frittieren mit Ölen vor, die viele mehrfach ungesättigte Fettsäuren enthalten. Für die Praxis gilt daher die Empfehlung, sich an den in den Abschnitten zuvor gegebenen Empfehlungen zur Fettzufuhr zu orientieren und insgesamt auf möglichst unverarbeitete Lebensmittel zurückzugreifen. Dadurch wird ein übermäßiger und potenziell gesundheitlich schädlicher Verzehr von Transfettsäuren automatisch vermieden.

Die empfohlene Verzehrmenge von Fetten

Neben der reinen Qualität der Fette spielt natürlich auch die Zufuhrmenge eine entscheidende Rolle. Weder zu viel noch zu wenig Fett ist sinnvoll. Da Fett mit 9,3 Kilokalorien pro Gramm der Makronährstoff mit der höchsten Energiedichte ist, sollte in jedem Fall darauf geachtet werden, durch eine zu hohe Fettzufuhr nicht über den täglichen Kalorienbedarf hinauszugelangen. Da die mehrfach ungesättigten Omega-3- und Omega-6-Fettsäuren essenziell für den Körper sind, ist eine zu strikte Einschränkung der Fettzufuhr jedoch auch keine Option. Die DGE empfiehlt für Jugendliche und Erwachsene eine tägliche Fettzufuhr von 30 Prozent der aufgenommenen Energiemenge, fügt jedoch hinzu, dass die Prozentwerte für Personen mit einem erhöhten Gesamtenergiebedarf wie etwa Sportlerinnen und Sportler durchaus höher ausfallen können.[54] Neben der potenziell zu geringen Menge an aufgenommenen essenziellen Fettsäuren kann eine zu niedrige Fettzufuhr – die deutlich unter 20 Prozent der Gesamtenergiezufuhr liegt – auch zu einer möglichen Reduktion des Testosteronspiegels führen.[55] Dieser Zusammenhang zeigt die wichtigen Aufgaben der Nahrungsfette bei der Synthese von Sexualhormonen auf, die darauf zurückzuführen sind, dass Cholesterin ein Ausgangsstoff für Östrogen, Testosteron, aber auch Vitamin D ist.

Die Empfehlung, etwa 30 Prozent der Gesamtenergiezufuhr in Form von Fettkalorien zu sich zu nehmen, sollte jedoch immer im Gesamtkontext der jeweiligen Ernährungsform stehen. 30 Prozent Fettkalorien stellen einen guten Richtwert bei einer kohlenhydratbetonten Mischkost dar. Wird hingegen auf eine eher kohlenhydratreduzierte Ernährungsform gesetzt, sollte der Anteil der Fettkalorien an der Gesamtenergiezufuhr entsprechend höher sein. Die sehr extreme und nahezu kohlenhydratfreie ketogene Ernährung setzt dabei auf bis zu 60 Prozent der zugeführten Kalorien in Form von Nahrungsfettenergie, um die stark reduzierte Kohlenhydratzufuhr – die Energiezufuhr betreffend – zu kompensieren. Grundsätzlich kann daher empfohlen werden: Je höher der Kohlenhydratanteil der Ernährung ist, desto geringer kann die Fettzufuhr ausfallen, die jedoch eine Untergrenze von 25 bis 30 Prozent nicht unterschreiten sollte. Und je niedriger die Kohlenhydratzufuhr ist, desto höher muss automatisch die Fettzufuhr sein, um das entstandene Defizit in der Energiezufuhr auszugleichen. Ausnahme: Wenn das Ziel der Ernährung Körperfettreduktion ist, ist eine negative Energiebilanz jedoch erwünscht.

Das richtige Timing der Fettzufuhr

Wie auch bei den Proteinen und Kohlenhydraten spielt das gezielte Timing der Fettzufuhr eine eher untergeordnete Rolle. Fette dienen in erster Linie als Baustoff für spezifische Gewebe und Hormone im Körper und als Energielieferanten. Sie haben entsprechend eher langfristige als kurzfristige Wirkungen und Funktionen. Der wohl wichtigste Faktor in Bezug auf kurzfristige Beeinflussung der Körperfunktionen durch Fette ist die Verdauung. Größere Mengen an Nahrungsfetten verlängern die Verweildauer des Speisebreis im Magen und verzögern dadurch auch die Aufnahme weiterer Nährstoffe. Insbesondere rund um Trainingseinheiten oder Wettkampfbelastungen bei Sportlern ist das selbstverständlich nicht erwünscht. Vor allem unmittelbar vor den beziehungsweise während der letzten Stunden vor einer Trainingseinheit sollte auf die Zufuhr sehr fettreicher Lebensmittel besser verzichtet werden.

SCHLÜSSELFAKTOREN ZUR FETTZUFUHR

- Von den drei Makronährstoffen ist Fett der Nährstoff mit der höchsten Kaloriendichte. Jedes Gramm Fett liefert 9,3 Kilokalorien und damit mehr als doppelt so viel wie Kohlenhydrate und Proteine.
- Fett dient als Energielieferant und Baustoff, Letzteres vor allem für Zellmembranen und als Ausgangssubstanz verschiedener Hormone und hormonähnlicher Substanzen.
- Die empfohlene Fettzufuhr liegt bei etwa 30 Prozent der täglich zugeführten Gesamtenergie, sollte jedoch immer im Kontext zur Gesamtenergiezufuhr und der Kohlenhydratzufuhr stehen. Je mehr Kohlenhydrate konsumiert werden, desto geringer sollte die Fettzufuhr ausfallen und umgekehrt, um eine ausgeglichene Energiebilanz zu gewährleisten.

Vier Tipps zur praktischen Umsetzung einer flexiblen Diätführung

Trotz aller Informationen fällt es oftmals schwer, Wissen in wirkliches Tun umzusetzen. Dieser Abschnitt soll unter Berücksichtigung der erfolgreichsten Best-Practice-Strategien dabei behilflich sein, Empfehlungen in eine klare tägliche Strategie zu verwandeln, die auf Dauer dazu führen wird, mehr Muskeln bei gleichzeitiger Reduktion des Körperfettanteils aufzubauen. In diesem Sinne: Willkommen in der Welt der Body Recomposition. Die folgenden Tipps geben konkrete Anweisungen, wie du das theoretische Wissen nun in die Praxis umsetzen kannst.

Tipp 1: Protein als stärkster Hebel

Von den drei Makronährstoffen Protein, Kohlenhydrate und Fette hat Protein den stärksten Einfluss auf die Körperzusammensetzung und über die Zufuhr von Proteinen kann die Körperzusammensetzung auch am stärksten verändert werden. Die drei wichtigsten Punkte in diesem Zusammenhang lauten:

- Proteine haben als einziger Makronährstoff einen direkten Einfluss auf die Proteinsynthese im Muskel. Das bedeutet: Muskelaufbau und Muskelerhalt können einzig über die Zufuhr von Proteinen gesteuert werden – in Verbindung mit den passenden Trainingsreizen natürlich. Proteine wirken auf Trainingsreize wie eine Art Verstärker, und in einem Kaloriendefizit hilft Protein durch seine anabolen und teils antikatabolen Eigenschaften, vor Muskelabbau zu schützen. Wer seine Körperzusammensetzung optimieren möchte, muss einen genauen Blick und Fokus auf Proteine in der Nahrung werfen.

- Proteine haben einen starken Einfluss auf Sättigung und Appetit. Dadurch lässt sich die Energieaufnahme intuitiv auch ohne Kalorienzählen sehr gut steuern. Die Erfahrungen aus der Praxis zeigen immer wieder: Wer den Fokus auf Protein legt und viele proteinreiche Lebensmittel zu sich nimmt, isst automatisch weniger Kohlenhydrate und Fette und reduziert die Energieaufnahme unbewusst. Ein Kaloriendefizit gepaart mit maximalem Muskelerhalt durch intensives Krafttraining und ausreichend hoher Proteinzufuhr ist optimal für ein Body-Recomposition-Ziel.
  Aber Achtung! Eine starke Sättigung und ein parallel dazu niedriger Appetit sind nicht immer von Vorteil. Personen, die sich schwer damit tun, ausreichend Energie aufzunehmen, gleichzeitig jedoch den Wunsch haben, Muskeln aufzubauen, müssen ihre Proteinzufuhr möglicherweise etwas reduzieren, um Hunger und Appetit zu steigern.
- Proteine haben einen sehr starken Einfluss auf die Thermogenese. Für die Praxis bedeutet das: Je höher der Proteingehalt bei einer fixen Energiezufuhr ist, desto stärker fällt der Fettabbau bei negativer Energiebilanz aus und desto geringer ist der Fettaufbau bei positiver Energiebilanz.

Es ist also durchaus sinnvoll, sich zunächst auf die Proteinzufuhr zu konzentrieren. Da das Body-Recomposition-Ziel in der Regel darin besteht, Muskeln auf- und Fett parallel dazu abzubauen, sind die weiteren Empfehlungen darauf ausgelegt, ein leichtes Kaloriendefizit zu erreichen, da sich genau dies für das Erreichen dieser Zielsetzung als am produktivsten erwiesen hat.

Da der stärkste Einfluss auf das Body-Recomposition-Ziel im Bereich der Proteinzufuhr liegt, sollte das erste Ziel darin bestehen, die Proteinzufuhr zu erhöhen. Das gilt selbst dann, wenn die empfohlene Zufuhrmenge dadurch überschritten wird. Besonders eindrucksvoll wurde ein solches Vorgehen in einer Studie beschrieben, in der Probanden, die mit 2,2 Gramm Protein pro Kilogramm Körpergewicht ohnehin schon sehr viel Protein zu sich nahmen, diese Menge noch einmal verdoppelten, ohne dabei die zusätzlich zugeführten Kalorien anderweitig einzusparen oder zu kompensieren.[56] Die Probanden nahmen während dieses Zeitraums entsprechend mehr als das Fünffache der von der DGE empfohlenen Menge an Protein auf. Die Ergebnisse waren jedoch erstaunlich: Trotz der deutlich erhöhten Energiezufuhr kam es im Vergleich zur Kontrollgruppe, die weiterhin etwa 1,8 Gramm Protein pro Kilogramm Körpergewicht konsumierte, zu keinerlei Veränderungen der Körperzusammensetzung. Die Gruppe mit der hohen Proteinzufuhr nahm weder an Körpergewicht noch an Fettmasse zu und auch der Körperfettanteil blieb unverändert – trotz knapp 1000 Kilokalorien, die täglich über der normalen Zufuhr lagen. Wie kann so etwas jedoch zustande kommen?

Die Wissenschaftler, die diese Studie durchgeführt haben, gehen unter anderem davon aus, dass es sehr schwierig ist, durch ein *Overfeeding* mit einem Makronährstoff, der einen derart hohen thermogenen Effekt besitzt, wie dies beim Protein der Fall ist, an Körpergewicht und Fettmasse zuzunehmen. Außerdem wurde davon ausgegangen, dass sich die Probanden aufgrund der höheren Energiezufuhr auch automatisch mehr bewegten. Insbesondere die Alltagsaktivität konnte dadurch gesteigert werden, was eine normale körperliche Reaktion auf eine erhöhte Energiezufuhr darstellt. In der Praxis ist immer wieder zu beobachten, dass Personen umso lethargischer werden, je niedriger die Energiezufuhr ist. Je mehr Energie sich Personen über Nahrung zuführen, desto aktiver sind sie. Aus evolutionärer Sicht ist das einfach zu erklären. Bei niedriger Energieverfügbarkeit versucht der Organismus, Energie zu sparen, und vermindert die Stoffwechselaktivität und den Bewegungsdrang. Genau das Gegenteil ist der Fall, wenn ein Energieüberschuss vorherrscht.

Bezogen auf die Zielsetzung, die Körperzusammensetzung schleichend zu optimieren, dürfte der stärkste Effekt darin liegen, ein intensives Krafttraining mit einer hohen Proteinzufuhr und einem leichten Kaloriendefizit zu kombinieren, um die Körperzusammensetzung nicht wie in der angesprochenen Studie nur zu halten, sondern langsam, aber kontinuierlich in die gewünschte Richtung von weniger Körperfett zu bewegen. Steht der Muskelaufbau hingegen im Vordergrund und ist man

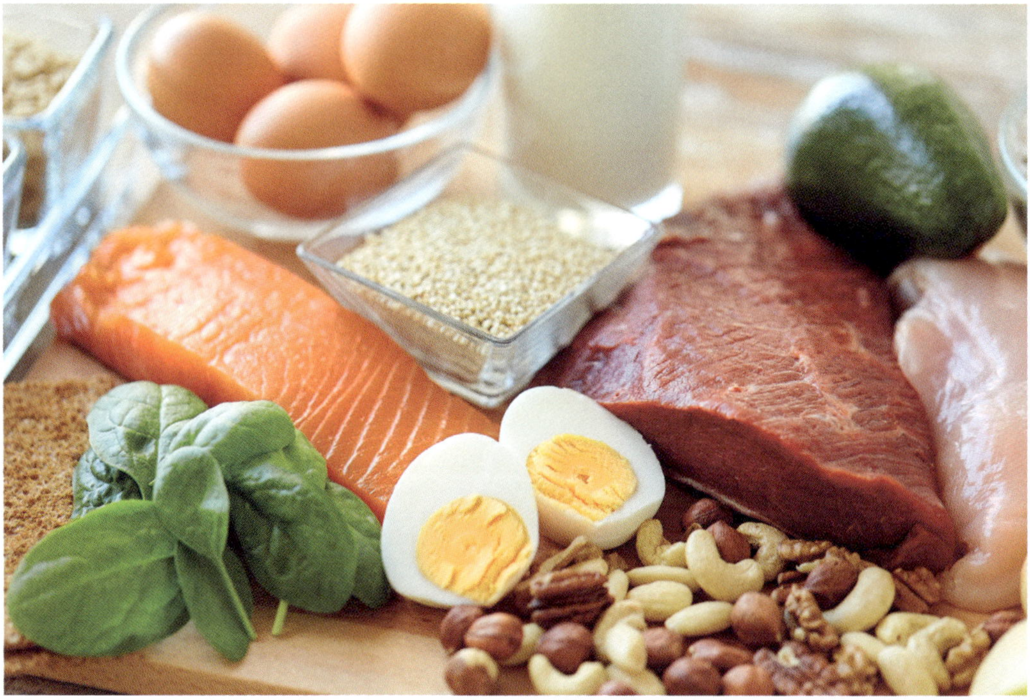

Proteine haben unter den Makronährstoffen den stärksten Effekt auf die Wärmebildung im Körper.

in diesem Zusammenhang auch bereit dazu, ein wenig an Form einzubüßen, sollte eher auf einen leichten Kalorienüberschuss abgezielt werden, und zwar mit einer geringeren Proteinzufuhr und etwas mehr Kohlenhydratenergie.

Umsetzung: Um mit einer Body-Recomposition-Strategie zu starten, sollte damit begonnen werden, einen Teil der Kohlenhydrat- oder Fettenergie durch mehr Proteine zu ersetzen.

Tipp 2: Echte Nahrung für den stärksten Effekt

Möglichst natürliche und unverarbeitete Lebensmittel gelten als »echte Nahrung«. Anders ausgedrückt: Je kürzer die Zutatenliste ist, desto besser. Die Zutatenliste eines Magerquarks ist deutlich kürzer als die eines Proteinpuddings. Die Zutatenliste von Äpfeln ist kürzer als die von Apfelmus. Diese Vorgehensweise ist nicht nur deutlich gesünder und führt zu einem besseren Sättigungseffekt sowie zu einer verbesserten Steuerung des Appetits, sondern kann ebenfalls zu einem verstärkten thermogenen Effekt führen.[57] So konnte gezeigt werden, dass allein der Austausch von Weißbrot und pasteurisiertem Käse gegen ein Vollkornbrot mit weniger stark verarbeitetem Käse zu einer Verdopplung des thermogenen Effekts nach einer Mahlzeit führen konnte – trotz gleicher Kalorienmenge der beiden Mahlzeiten.

Wer also das Maximum aus seiner Diät herausholen möchte, sollte klar auf möglichst natürliche Lebensmittel setzen und sich weniger stark auf verarbeitete Nahrungsmittel stützen. Die Aussage, dass unterm Strich die Kalorienzufuhr darüber entscheidet, ob sich das Gewicht verändert, ist zwar richtig. Eine Ernährung mit möglichst unverarbeiteten Lebensmitteln scheint jedoch nicht nur den Hunger und die Sättigung positiv zu beeinflussen, was es leichter macht, ein Kaloriendefizit kontinuierlich einzuhalten, sondern auch gleich den Energieverbrauch durch die aufgenommene Nahrung noch zu steigern. Im Verbund mit Tipp 1 ist dieser Effekt natürlich besonders stark ausgeprägt.

In diesem Zusammenhang stellt sich jedoch auch die Frage, ob eine Kalorie wirklich immer eine Kalorie ist. Rein auf dem Papier betrachtet und als Energieeinheit gewertet natürlich schon. »Eingebettet« in echte Nahrungsmittel und im Kontext wirklicher Lebensmittel scheint der Grad der Verarbeitung eines Lebensmittels und dessen Qualität jedoch dazu zu führen, dass die gleiche Kalorie im Organismus unterschiedliche Auswirkungen mit sich bringt.

Tipp 3: Timing in der Nährstoffaufnahme

Auf den vorangegangenen Seiten wurde immer wieder darauf hingewiesen, dass das Timing der Nährstoffaufnahme eine deutlich geringere Rolle spielt als von vielen Sportlerinnen und Sportlern und auch von vielen Experten oftmals behauptet.

In Bezug auf Muskelaufbau und Regeneration stimmt das auch. Wenn jedoch an der Feintuning-Schraube des Body-Recomposition-Ziels gedreht werden soll, ist es nicht mehr komplett korrekt. Wie sich gezeigt hat, hat Krafttraining einen direkten Einfluss auf die thermogene Wirkung von Nahrung.[58] Das bedeutet: Mahlzeiten, die rund um das Training herum konsumiert werden, insbesondere in der Zeit nach einem intensiven Krafttraining, führen zu einem höheren thermogenen Effekt, als wenn die gleiche Mahlzeit zeitlich unabhängig zum Training konsumiert wird.

Ein weiteres Prinzip, das das Timing betrifft und berücksichtigt werden sollte, ist die Frequenz der Nahrungsaufnahme. Auch sie hat einen gewissen Einfluss auf den thermogenen Effekt von Mahlzeiten. Weniger häufige, dafür größere Mahlzeiten haben bei gleicher Energiezufuhr einen stärkeren thermogenen Effekt als mehrere kleinere Mahlzeiten.[59] Die Empfehlung für optimale Body-Recomposition-Ergebnisse lautet also klar, mit drei Hauptmahlzeiten zu arbeiten, anstatt viele kleinere Mahlzeiten zu konsumieren. Eine Ausnahme stellt die primäre Zielsetzung des maximalen Muskelaufbaus dar. Wie im Abschnitt zum Protein (ab Seite 38) beschrieben, sollte für eine maximale anabole Reaktion im Muskel eine Proteinzufuhr im Abstand von drei bis fünf Stunden erfolgen. Wer hingegen eher an Body Recomposition interessiert ist, wird in der Regel mit weniger, dafür größeren Mahlzeiten auch ein besseres und länger anhaltendes Sättigungsempfinden erzielen können. Das gilt vor allem auch dann, wenn nur eine geringe Gesamtenergiezufuhr möglich ist, etwa in Ausnahmesituationen stark energiereduzierter Diäten oder für Frauen, die ohnehin nur einen geringen Energiebedarf aufweisen.

Tipp 4: Gezielter Konsum von Koffein und Nikotin

Bevor mit diesem Themenblock gestartet wird, soll vorab klar kommuniziert werden, dass es sich bei diesem Tipp um ein absolutes Feintuning handelt. Hinweise zu Koffein und Nikotin sind in erster Linie als informativ zu verstehen und stellen lediglich eine optionale Ergänzung und keine notwendige Empfehlung dar. Das Testen und Anwenden dieser Strategie sollte also wohlüberlegt sein und vor allem langsam gesteigert werden. Die Zufuhr von Koffein und Nikotin sollte zudem nicht dauerhaft erfolgen, sondern sporadisch und lediglich phasenweise. Zudem sind die im Folgenden vorgestellten Strategien ausschließlich für das Loswerden der letzten Prozente an Körperfett gedacht und auch nur für diese Zielsetzung nützlich. Als Richtwerte gelten: Frauen sollten maximal einen Körperfettanteil von 15 Prozent aufweisen, Männer sollten sich bereits bei circa 10 Prozent befinden. Es geht hier hauptsächlich um die bereits erwähnten hartnäckigen Problemzonen und welche Rolle Koffein in diesem Zusammenhang spielen kann. Koffein ist die weltweit am häufigsten konsumierte und legale Droge. Am häufigsten wird Koffein in Form von Kaffee und diversen Tees konsumiert. Für den Fettabbau besitzt Koffein gleich zwei Vorteile:

1. Koffein führt zu einer Erhöhung der Thermogenese.[60]
2. Vor einer Mahlzeit eingenommen, kann Koffein dazu beitragen, den Appetit und damit die aufgenommene Energiemenge zu reduzieren.[61]

Wer Koffein zur Appetitkontrolle einsetzen möchte, sollte in erster Linie auf den Konsum von Kaffee zurückgreifen. Wie sich gezeigt hat, kann ein starker Kaffee dazu führen, dass nicht nur in einer beliebigen Mahlzeit weniger Gesamtkalorien aufgenommen werden, sondern auch über den gesamten Tag verteilt. Der Effekt scheint dabei dosisabhängig zu sein. Der Konsum von 100 Milligramm Koffein alle zwei Stunden über einen Zeitraum von insgesamt zwölf Stunden konnte in wissenschaftlichen Untersuchungen zu einer Steigerung der Stoffwechselrate von bis zu 11 Prozent führen.[62] Damit ist Koffein der wohl günstigste und vermeintlich effektivste Fatburner, der legal zur Verfügung steht.

Gesteigert werden kann dieser Effekt noch einmal deutlich durch Nikotin. Das ist allerdings kein Aufruf dazu, das Rauchen von Zigaretten oder ähnlichen Tabakprodukten zu beginnen oder fortzusetzen. Solche Produkte haben teils Hunderte weiterer Inhaltsstoffe, die sich negativ auf die Gesundheit auswirken können. Gemeint ist in diesem Fall die Zufuhr sehr geringer Dosen von isoliertem Nikotin, beispielsweise in Form von Kaugummis, die es in der Apotheke frei verkäuflich zu erwerben gibt.

Nikotin hat eine ähnliche Wirkung auf die Ausschüttung von zum Beispiel Adrenalin, wie sie auch für Koffein gilt und wie sie im Abschnitt zum hartnäckigen Fett (Seite 62) bereits angesprochen wurde: Es kommt zu einer Stimulation der hormonsensitiven Lipase (HSL). Darüber hinaus werden durch Nikotin noch weitere, zusätzliche Signalwege aktiviert, die den Fettzellen signalisieren, Fette freizusetzen, die jedoch nicht über die HSL-Aktivität laufen.[63] Ähnlich wie Koffein kann Nikotin die Stoffwechselrate erhöhen und damit den Energieverbrauch in Ruhe steigern.[64] Das ist im Übrigen auch der Grund, warum die Sorge der meisten Raucher, dass sie an Gewicht zunehmen könnten, wenn sie mit dem Rauchen aufhören, nicht unbegründet ist. Denn tatsächlich kommt es zunächst zu einem gewissen Rückgang der Stoffwechselrate und des Energieverbrauchs. Allerdings muss ergänzend hinzugefügt werden, dass dieser Effekt bei Weitem nicht stark genug ist, um aus einer normalgewichtigen Person eine übergewichtige Person zu machen, wie Raucher häufig fürchten. Der Grund, warum viele Raucher nach dem Aufhören zunehmen, ist dabei meist vielschichtig. Auf der einen Seite kommt es zu einem leichten Absinken der Stoffwechselrate, auf der anderen Seite kann es zu verstärktem Appetit kommen, denn Nikotin hat einen stark appetithemmenden Effekt. Genau dieser Effekt wird durch die Kombination mit Koffein noch einmal verstärkt.[65]

Die Wirkung von Nikotin auf den Energiestoffwechsel und dessen Fähigkeit, Fette aus den Fettzellen freizusetzen, scheint dosisabhängig zu sein, wobei die maximale Effektivität bei etwa 4 Milligramm Nikotin ausreichend sein sollte,[66] und diese Menge lässt sich über ein Kaugummi erreichen. 4 Milligramm sind für Personen, die keine regelmäßige Nikotinzufuhr gewohnt sind, allerdings eine hohe Menge, die sehr wahrscheinlich zu Nebenwirkungen wie Schwindel, Übelkeit oder Magen-Darm-Beschwerden und weiteren unerwünschten Nebeneffekten führen wird. Die Reduktion auf 1 Milligramm Nikotin, zusammen mit 100 Milligramm Koffein, ist in diesem Fall ein deutlich besserer Einstiegswert.

Nikotin – ein sicherer Wirkstoff?

Bei der Frage nach Nebenwirkungen und Gefahren beim Einsatz von Nikotin muss klar zwischen dem Konsum von reinem Nikotin und dem Konsum von Tabak unterschieden werden. Wenn an dieser Stelle vom Einsatz von Nikotin die Rede ist, ist damit die isolierte Nikotinzufuhr gemeint, die im Gegensatz zum Rauchen und anderweitigen Konsum von Tabak als sicherere Alternative eingestuft werden kann. In der gleichen Arbeit, in der die Wirkung von Nikotin auf den Energiestoffwechsel untersucht wurde, wird jedoch auch darauf hingewiesen, dass Nikotin, wenn es in höherer Dosierung konsumiert wird, zu anderweitigen Nebenwirkungen führen kann, die sich negativ auf das Herz-Kreislauf-System, den Verdauungstrakt, die Entstehung von oxidativem Stress und einiges mehr auswirken können. Die konsumierte Menge an Nikotin liegt aber in der Regel um ein Vielfaches höher als die hier vorgestellten Dosierungen,[67] wenn solche Nebenwirkungen beobachtet werden.

Bitte verstehe diesen Abschnitt zu Nikotin als eine Vervollständigung zum Wirkstoff Koffein, das im Gegensatz zu Nikotin eine gesellschaftlich anerkannte Droge ist und synergistische Wirkungsmechanismen zum Nikotin aufweist. Die Informationen sind nicht als Aufruf zum Nikotinkonsum – was entgegen generell gesellschaftlich anerkannten Gesundheitstipps steht – zu verstehen. Wie du dieses Wissen aufnimmst und umsetzt, liegt selbstverständlich in deiner Eigenverantwortung.

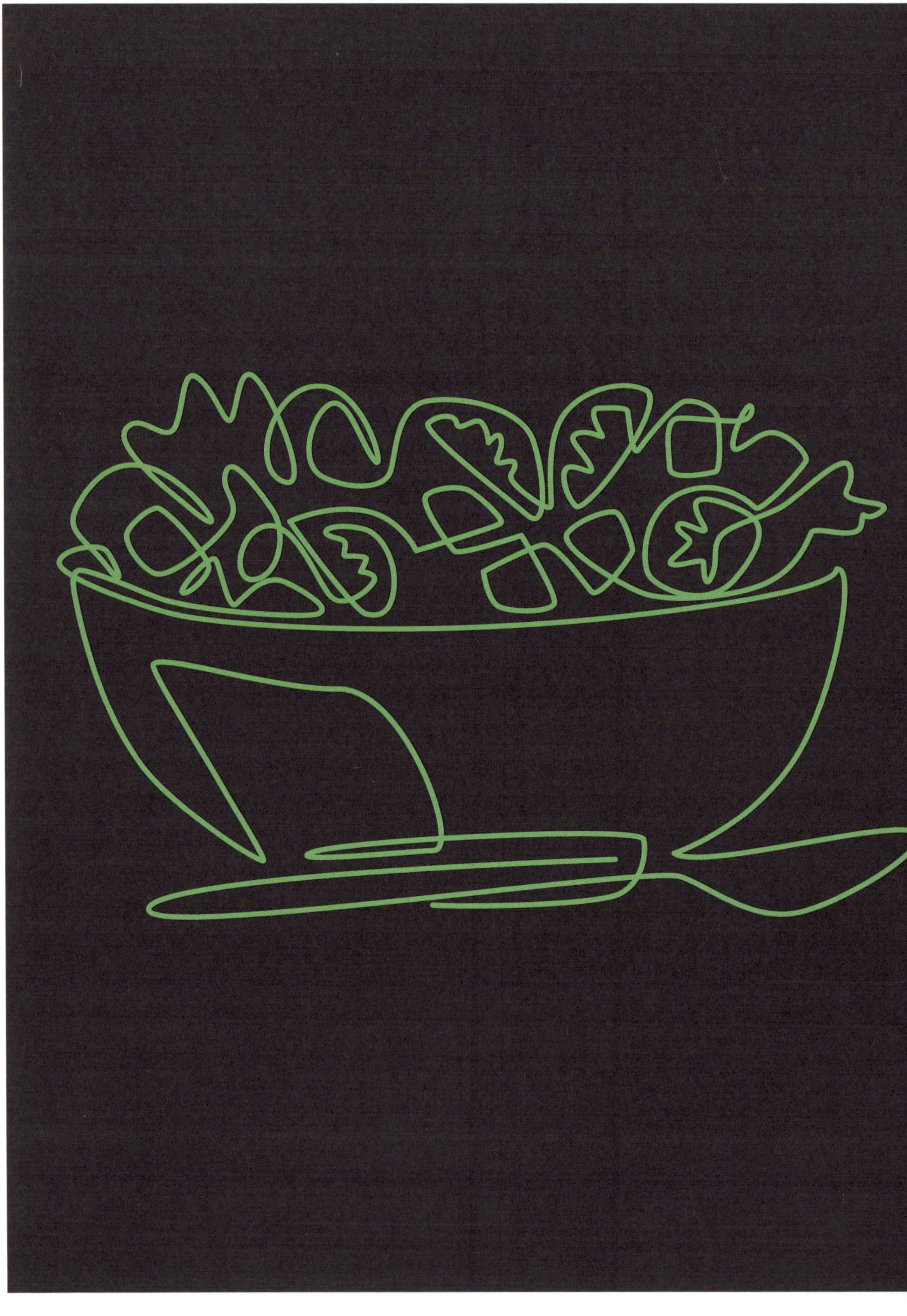

3

DIE UMSETZUNG EINER FLEXIBLEN DIÄTFÜHRUNG

Die Lücke zwischen Theorie und Praxis schließen

Zu wissen, wie eine flexible Diätführung aussehen kann, bedeutet in der Realität noch nicht, diese Prinzipien auch wirklich umsetzen zu können. Denn die Praxis zeigt: Es klafft eine massive Lücke zwischen dem, was die meisten Sportlerinnen und Sportler wissen, und dem, was sie am Ende kontinuierlich in ihren Alltag integrieren und beibehalten. Doch gerade die Kontinuität in der Umsetzung spielt eine zentrale Rolle für einen langfristigen und nachhaltigen Erfolg – sei das Ziel die Optimierung der Körperzusammensetzung oder das Aufrechterhalten der eigenen Gesundheit. Dieses Kapitel soll dazu dienen, Vorgehensweisen aus der täglichen Coachingpraxis vorzustellen, um eine eigene, flexible Diät erstellen, umsetzen und dauerhaft aufrechterhalten zu können – ohne das Gefühl, auf etwas verzichten zu müssen, ohne Jo-Jo-Effekt oder kompliziertes und nerviges Kalorienzählen.

Die Ist-Situation analysieren

Bevor irgendetwas geändert oder angepasst werden kann, sollte zunächst ein Blick auf die aktuelle Situation geworfen werden. Erst wenn klar ist, wie die derzeitige Vorgehensweise aussieht, kann eine Strategie entwickelt werden, welche Anpassungen und Vorgehensweisen verändert oder eingeführt werden. Im ersten Schritt müssen also folgende Fragen beantwortet werden:

- Wie ernährst du dich derzeit?
- Wie viel isst du?
- Welche Ernährungsstrategien kannst du aktuell schon gut umsetzen? Was noch nicht?
- Trainierst du regelmäßig?

- Wenn ja, was und wie oft?
- Was könntest du verändern, um den für dich größten Hebel zu mehr Erfolg umzulegen?

Nur wenn du deine aktuelle Lage einschätzen kannst, kannst du weitere einzelne Schritte definieren, die einen echten Einfluss auf deine persönliche Zielsetzung nehmen. Ein Beispiel: Proteine sind essenziell für den Body-Recomposition-Erfolg und für den Erhalt der Leistungsfähigkeit und der Gesundheit. Nimmst du schon ausreichende Mengen an Protein zu dir? Zur Beantwortung dieser Frage kannst du die Empfehlungen aus dem Protein-Kapitel (ab Seite 32) als Referenz heranziehen. Dabei spielt es keine allzu große Rolle, wie du diese Daten erhebst. Wichtig ist in erster Linie, dass du überhaupt etwas misst und visualisierst oder in Form von Daten erfasst, damit du eine Entwicklung und Veränderung über einen längeren Zeitraum beobachten kannst. Hier zwei Möglichkeiten:

- Wiege Nahrungsmittel ab und nutze eine Makro-Tracking-App, mit der du die Gesamtmenge an Kalorien und einzelnen Makronährstoffen protokollieren und auswerten kannst.
- Fotografiere deine Mahlzeiten. Mithilfe der Fotos kannst du ermitteln, ob du beispielsweise wirklich regelmäßig Proteine und Gemüse isst. So kannst du die Auswahl der Lebensmittel und deren Qualität besser abschätzen.

Allein das Analysieren ist eine wichtige Vorgehensweise und Option, klare und konkrete Handlungsempfehlungen zu entwickeln. Dabei reicht das Protokollieren der eigenen Ernährung über einen Zeitraum von drei Tagen meist schon aus. Hilfreich ist es, wenn diese drei Tage einen Tag des Wochenendes miteinbeziehen. Am Wochenende verändert sich die Ernährung vieler Menschen teilweise massiv. Auch das sollte in der Analyse berücksichtigt werden. Es gibt zwei wichtige Faktoren, die bei der Erstellung eines ersten Ernährungstagebuchs unbedingt berücksichtigt werden müssen:

1. Konsistenz in der Methodik. Wer sich für eine Messmethode entscheidet, sollte diese auch zukünftig beibehalten, um vergleichbare Ergebnisse zu erhalten.
2. Neben der reinen Lebensmittelzufuhr sollte auch der Kontext der Nahrungsaufnahme protokolliert werden. Das heißt, in welcher Situation und aus welchen Emotionen heraus wurde eine Mahlzeit konsumiert?

Gerade der zweite Punkt spielt eine sehr entscheidende Rolle, denn heutzutage essen die wenigsten Menschen, weil sie rein physiologisch Hunger haben. Stattdessen essen sie, weil ...

- ihnen langweilig ist
- sie Stress haben
- sie glücklich sind
- sie traurig sind
- gerade Nahrung zur Verfügung steht
- gerade Essenszeit ist
- sie Appetit haben
- es so gut schmeckt

Anhand dieser Auflistung wird deutlich, dass Menschen aus allen möglichen Gründen essen, die Nahrungsaufnahme allerdings nur selten auf die eigentliche physiologische Notwendigkeit zurückzuführen ist. Bei der Umsetzung einer flexiblen Diätführung geht es also nicht nur um Makronährstoffe und Kalorien, sondern auch um alle Emotionen und psychologischen Muster, Gewohnheiten und Routinen einer Person.

Änderungen mit der stärksten Wirkung den Vorrang geben

Was vollkommen selbstverständlich klingt, ist in der Realität das, was am häufigsten falsch gemacht wird. Die Änderungen mit der stärksten Wirkung sind meistens auch die Änderungen, die sehr grundlegend und tendenziell eher langweilig sind. Regelmäßig Protein und Gemüse zu essen, hat beispielsweise auf Dauer eine starke und nachhaltige Wirkung auf das Gesamtergebnis. Leider ist das nicht sehr aufregend. Spannender sind die Vorgehensweisen, um hartnäckige Fettpölsterchen zu eliminieren, oder das Koffeinprotokoll, das den Stoffwechsel anregen soll. Das Problem ist: Dabei handelt es sich um Details. Details werden aber immer nur dann relevant, wenn die Grundlagen bereits etabliert und kontinuierlich umgesetzt werden.

Die erste Frage, die immer gestellt werden sollte, lautet: Welche Veränderung hat – kontinuierlich durchgeführt – die stärkste Wirkung zur Folge, um schneller und effizienter ans Ziel zu kommen? Und vor allem: Ist man bereit und in der Lage dazu, diese Veränderung auch einzugehen? Denn oftmals sind die Vorgehensweisen mit der stärksten Wirkung nicht gleich die Vorgehensweisen, die im Alltag umgesetzt werden können. Wäre Dinner Cancelling die effektivste Vorgehensweise, um Fett zu verlieren (ist es nicht!), handelt es sich aber gleichzeitig um eine Frau mit Familie und drei Kindern, die jeden Tag gemeinsam zu Abend essen, dann kann diese Vorgehensweise so effektiv sein, wie sie möchte. Es ist eher unwahrscheinlich, dass sie von der Anwenderin dauerhaft motiviert umgesetzt wird, ohne dass es zu einem Konflikt mit dem sozialen Umfeld – der Familie – kommt.

Selbst wenn eine reine Fleischdiät den stärksten Einfluss auf den Muskelaufbau zu haben scheint (was, es sei hier ausdrücklich erwähnt, nicht der Fall ist!), würde eine Person, deren ethische Werte nicht zulassen, Tiere zu töten, bei dieser Vorgehensweise in einen Konflikt geraten. Denke an die biopsychosozialen Faktoren, die im ersten Kapitel (ab Seite 10) vorgestellt wurden. Kurz gesagt: Das eine einzig richtige

Vorgehen mit der stärksten Wirkung gibt es nicht. Es richtet sich nach den biopsychosozialen Faktoren jedes einzelnen Individuums. Deshalb funktionieren strikte Diäten auch nicht. Stattdessen sollte die eigene Ernährungsweise möglichst flexibel ausgerichtet werden.

Die bisher vermittelten Informationen und Vorgehensweisen dienen also als Leitplanken, zwischen denen du dich nun bewegen solltest. Je nach deinen eigenen biopsychosozialen Faktoren solltest du deine Ernährung innerhalb dieses Rahmens flexibel ausrichten.

Der einfache Einstieg in eine flexible Diätführung

Anstatt in Gramm und Prozent zu denken, wie es viele Diäten und Ernährungsweisen vorgeben, ist die Bestimmung von Portionsgrößen für die meisten Menschen deutlich effektiver. Dafür brauchst du kein zusätzliches Equipment. Die eigene Hand kann zur Einschätzung von Portionsgrößen vollkommen ausreichend sein.

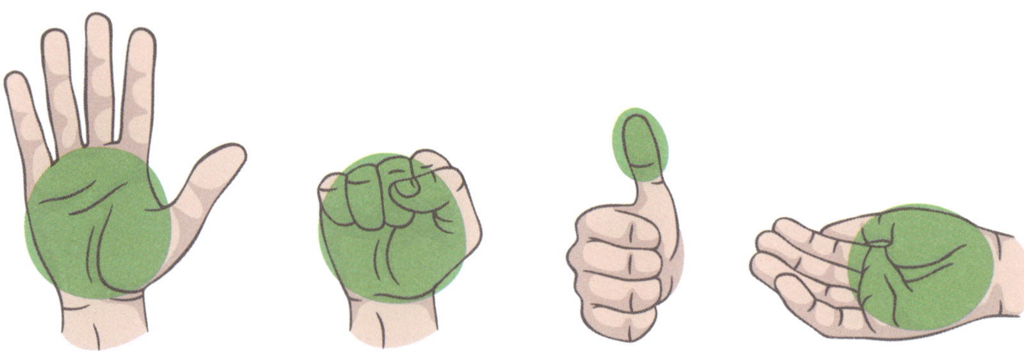

Portionsgrößen lassen sich gut anhand der eigenen Hand abmessen. Je nach Nahrungsmittel dienen Handgröße, Faust, Daumen oder Handteller als Referenzgrößen.

- **Protein:** Eine Portion Protein entspricht in etwa der Größe der eigenen Handfläche und besteht in der Regel aus rund 25 bis 30 Gramm Protein, beispielsweise bei Fleisch oder Fisch. Hüttenkäse oder Quark können pro Portion grob mit dem Inhalt einer Kaffeetasse verglichen werden.
- **Kohlenhydrate:** Eine Portion Kohlenhydrate kann in etwa mit der Größe einer hohlen Hand verglichen werden oder ebenfalls mit dem Inhalt einer Kaffeetasse – in zubereitetem Zustand. Das entspricht rund 30 bis 40 Gramm Kohlenhydraten.
- **Fette:** Eine Portion Fett von etwa 10 Gramm entspricht der Größe des eigenen Daumens. Das trifft beispielsweise auf Butter oder Nüsse zu. Öle und flüssige Fette können mit einem Esslöffel gemessen werden, der ebenfalls rund 10 Gramm Fett liefert.
- **Obst und Gemüse:** Hier kann die Faustgröße als Referenzwert genutzt werden. Fünf Portionen unterschiedlicher Farbe dienen als guter Richtwert für eine Tagesration.

Sind diese Vorgehensweisen und Messmethoden präzise und verlässlich? Nein. Darauf kommt es jedoch auch nicht an. Wichtiger als Perfektion ist die Kontinuität. Wer dauerhaft mit dieser Methode arbeitet, wird in der Lage sein, die eigene Ernährung zu bewerten und entsprechend kluge Anpassungen vorzunehmen. Grobe Startwerte können wie in der folgenden Tabelle dargestellt aussehen.

Empfehlungen zur Aufnahme von Makronährstoffen	
Frauen (circa 65 Kilogramm Körpergewicht)	Männer (circa 80 Kilogramm Körpergewicht)
1–2 Portionen Protein pro Mahlzeit 1–2 Portionen Kohlenhydrate pro Mahlzeit 1 Portion Fett pro Mahlzeit 5 Portionen Obst/Gemüse pro Tag	1–2 Portionen Protein pro Mahlzeit 2–3 Portionen Kohlenhydrate pro Mahlzeit 1–2 Portionen Fett pro Mahlzeit 5 Portionen Obst/Gemüse pro Tag

Fortschritte messen und Entscheidungen treffen

Woher weißt du, ob das Einhalten des aktuellen Ernährungsplans funktioniert und nicht? Dies zu beurteilen ist nur dann möglich, wenn du Fortschritte messbar machst. Hierfür stehen dir vier unterschiedliche Möglichkeiten zur Verfügung, die leicht umzusetzen sind und nur relativ wenig Aufwand erfordern:

1. Körpergewicht
2. Umfänge
3. Hautfaltenmessung
4. Fotos

Im Folgenden findest du praxisrelevante Hinweise zu diesen vier Parametern inklusive konkreter Maßnahmen und Vorschläge, wie du schrittweise vorgehen und die Veränderungen kontrollieren, steuern und gegebenenfalls weiter anpassen kannst.

Das Körpergewicht

Der einfachste Messwert ist das Körpergewicht, den du in die Fortschrittskontrolle einbeziehen kannst, gleichzeitig jedoch auch der Messwert mit den größten Schwankungen. Dass das Körpergewicht von Tag zu Tag um ein, zwei Kilo differiert, ist vollkommen normal. Es kann schnell passieren, dass das Gewicht von einem Tag auf den anderen vermeintlich grundlos um ein Kilogramm oder mehr steigt, nur um tags darauf plötzlich deutlich zu sinken, als hättest du gerade erfolgreich eine Diät gemacht. Aus diesem Grund sind einzelne Messwerte praktisch nutzlos und nicht aussagekräftig. Ganz besonders gilt das für Frauen, die, bedingt durch ihren Menstruationszyklus, mit größeren Gewichtsschwankungen rechnen müssen.

Aus diesem Grund ist es sinnvoll, das wöchentliche Durchschnittsgewicht als Messwert heranzuziehen, anstatt einzelne Messpunkte. Hierfür wird jeden Morgen unmittelbar nach dem Aufstehen ohne Klamotten und nach dem Toilettengang das Körpergewicht auf der Waage ermittelt und notiert. Am Ende der Woche werden alle Werte zusammengezählt und durch die Anzahl der Messpunkte geteilt, um ein wöchentliches Durchschnittsgewicht zu erhalten. Dieses Durchschnittsgewicht wird anschließend im 2-Wochen-Rhythmus verglichen. Sprich: Das Durchschnittsgewicht aus Woche 3 wird mit dem Durchschnittsgewicht aus Woche 1 verglichen. Das Durchschnittsgewicht aus Woche 4 wird mit dem Durchschnittsgewicht aus Woche 2 verglichen und so weiter. Folgende Ziele können daraus abgeleitet werden:

- **Fettabbau:** Das Körpergewicht reduziert sich im 14-tägigen Rhythmus um 1 bis 1,5 Prozent.
- **Muskelaufbau:** Das Körpergewicht erhöht sich monatlich um etwa 1 Prozent.
- **Recomposition:** Das Körpergewicht bleibt stabil, Umfänge an verschiedenen Körperstellen wie um den Bauch und die Tiefe von Hautfalten verändern sich.

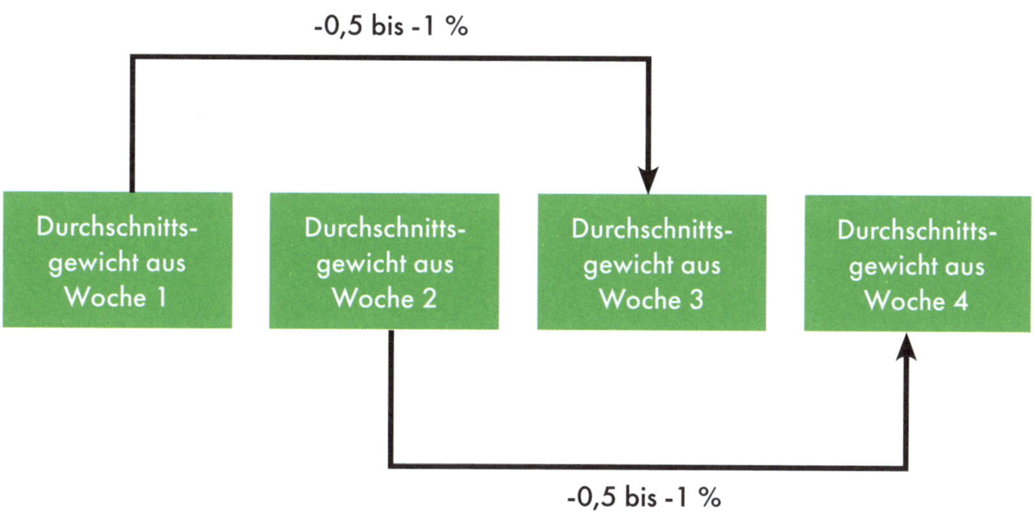

Die Analyse und Auswertung der Körperzusammensetzung erfolgt mithilfe des Ermittelns des wöchentlichen Durchschnittsgewichts.

Es ist durchaus möglich, dass sich das Körpergewicht trotz eines nachweislichen Kaloriendefizits nicht verändert. Das kann auf eine erhöhte Wasserspeicherung im Körper hinweisen, die oftmals auf zu viel Training und eine gleichzeitig zu geringe Energiezufuhr (zum Beispiel in Form von Crashdiäten) zurückzuführen ist. Frauen nehmen hier, wie schon angesprochen, eine Sonderrolle ein. Frauen, die sehr anfällig für Wassereinlagerungen sind, die sich aus dem Menstruationszyklus ergeben, sollten die Gewichtsvergleiche und Fortschrittskontrolle nicht im 14-tägigen Rhythmus durchführen, sondern die Vergleichsintervalle immer ihrem Zyklus angleichen, also im etwa vierwöchigen Turnus, um vergleichbare Situationen zu schaffen.

Der Körperumfang

Neben dem Körpergewicht sind auch die wöchentlich ermittelten Körperumfänge wichtige Messwerte, um Fortschritte einschätzen zu können. Nicht selten kommt es in der Praxis vor, dass sich das Körpergewicht kaum verändert, sich bei den Körperumfängen hingegen einiges tut. Wenn das Ziel Body Recomposition heißt, kann das ein wünschenswerter Effekt sein. Zur Einschätzung von Fortschritten sind folgende Messstellen empfohlen:

- Taille an der schmalsten Stelle
- Hüfte an der breitesten Stelle
- Oberschenkel an der breitesten Stelle (nur Frauen)

Das sind die Körperregionen, an denen sich in der Regel das meiste Fett ansetzt. Bei Männern sind die Problemzonen hauptsächlich im Bereich der Taille zu finden und teilweise an der Hüfte. Bei Frauen ist die Taille oftmals weniger stark betroffen, dafür jedoch Hüfte und Oberschenkel stärker, weshalb Frauen auch unbedingt die Oberschenkel als dritten Messwert einbeziehen sollten.

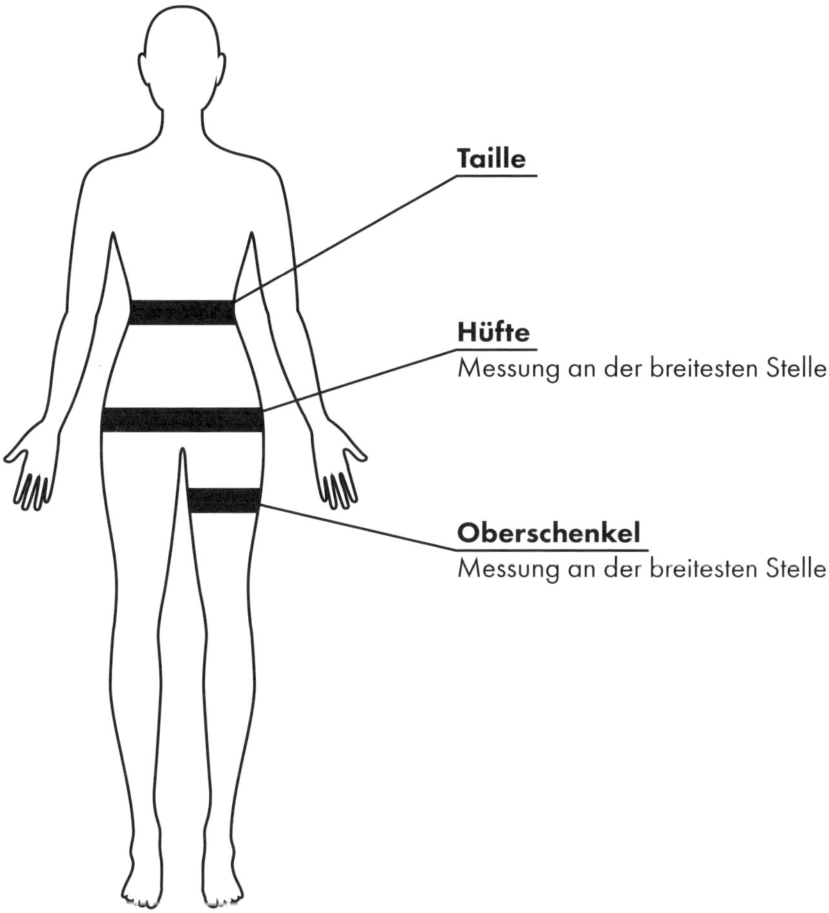

Die Körperzusammensetzung wird hier mithilfe der Körperumfänge an Taille, Hüfte und Oberschenkel analysiert und ausgewertet.

Bewegt sich beispielsweise das Körpergewicht über mehrere Wochen kaum oder gar nicht, die Umfänge an den genannten drei Messwerten gehen jedoch sukzessive zurück, gibt es keinen Grund, irgendetwas an der Ernährung zu verändern. Tritt eine solche Situation ein, können grundsätzlich zwei Schlussfolgerungen gezogen werden:

1. Der Körperfettanteil reduziert sich und der Muskelanteil steigt.
2. Der Fettabbau wird auf der Waage möglicherweise durch eine Wasserspeicherung maskiert.

Viele Sportlerinnen und Sportler werden regelrecht nervös, wenn sich das Gewicht auf der Waage nicht in die gewünschte Richtung verändert. Meist ist das allerdings gar nicht nötig. Grundsätzlich wird dem Gewicht als zentralem Messwert viel zu viel Beachtung geschenkt. Körperumfänge zur Abschätzung der Fortschritte sind vor allem dann hilfreich, wenn der Körperfettanteil tendenziell noch höher und die Muskulatur noch nicht deutlich erkennbar ist. Personen mit sehr niedrigem Körperfettanteil und sehr gut durchtrainiertem Körper sollten zusätzlich noch zur Hautfaltenmessung greifen. Eine solche Messung ist in solchen Fällen die präzisere Variante.

Die Hautfaltenmessung

Eine Hautfaltenmessung wird mit dem sogenannten Caliper durchgeführt. Solche Instrumente sind schon für wenige Euro in Einsteigerversionen im Handel erhältlich. Mehr ist auch gar nicht notwendig. Meist werden Hautfaltenmessungen dazu verwendet, um den Körperfettanteil in Prozent zu ermitteln. Diese Werte sind allerdings gar nicht relevant. Wichtiger ist es, eine Tendenz der Körperfettentwicklung ableiten zu können. Hierfür wird die Hautfaltendicke an verschiedenen Messpunkten des Körpers ermittelt:

- Brustfalte (nur bei Männern)
- Schulterfalte
- Trizepsfalte
- Hüftfalte
- Bauchfalte
- Oberschenkelfalte

Die Ergebnisse werden in Millimeter vom Caliper abgelesen und addiert. Auch hier gilt: Selbst wenn das Körpergewicht stabil bleibt oder sich vielleicht sogar erhöht, die Hautfaltenmessungen hingegen stetig rückläufig sind, bewegt man sich in die

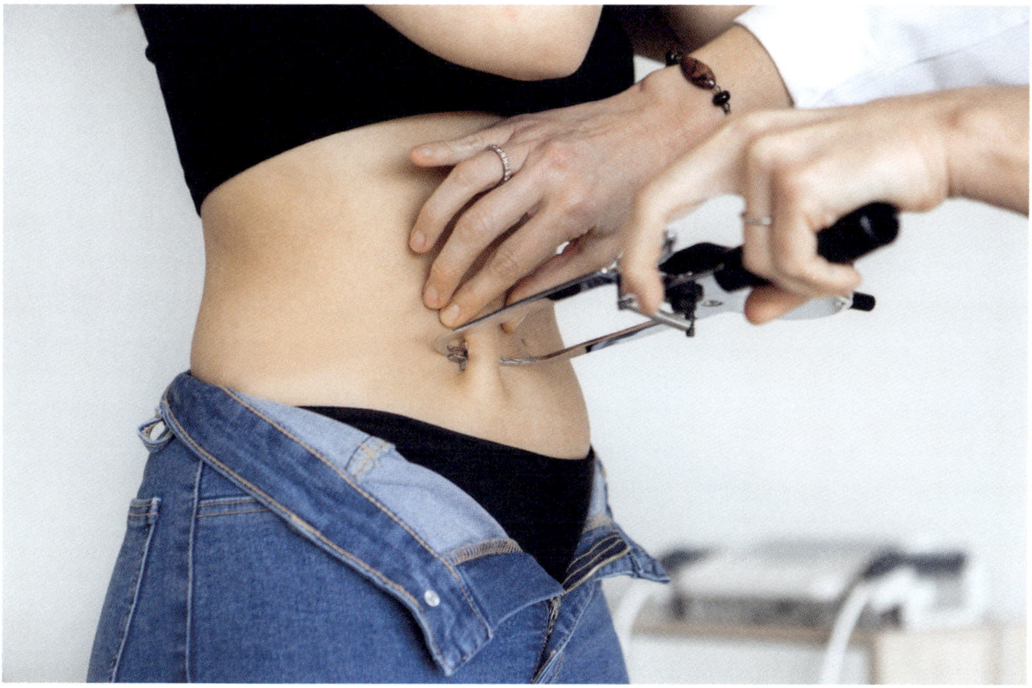

Mit einer speziellen Hautzange, dem Caliper, wird die Hautfaltendicke – hier am Bauch – ermittelt. Sie sagt viel über Körperzusammensetzung beziehungsweise die Fettmasse im Körper aus.

richtige Richtung, und es gibt keinen Anlass, irgendetwas am aktuellen Vorgehen in puncto Ernährung und Training zu verändern.

Die Hautfaltenmessung wird genauso wie die Messung der Körperumfänge alle 14 Tage durchgeführt. Die Ermittlung dieser Werte ist jedoch erst ab einem niedrigen Körperfettanteil wirklich relevant. Sind noch keine deutlichen Muskelansätze an Oberschenkel und Bauch zu erkennen und sind noch deutlich greifbare Fettpolster an den beschriebenen Messstellen vorhanden – mehr als 15 Millimeter pro Falte –, reicht das Messen der Umfänge aus. Je niedriger jedoch der Körperfettanteil ist, desto geringer sind auch die Veränderungen der Umfänge und desto wichtiger wird es, auf die Hautfaltenmessung zurückzugreifen.

Vorher/Nachher-Bilder

Bilder sagen mehr als tausend Werte. Denn am Ende sind weder Gewicht noch Umfänge und Hautfaltendicke entscheidend, sondern es kommt auf das äußere Erscheinungsbild an. Aus diesem Grund sollten die Vorher/Nachher-Bilder alle vier Wochen aufgenommen werden und das zeigen, worauf es wirklich ankommt. Um optimale Vergleiche erstellen zu können, sollten folgende Punkte beachtet werden:

- Die Bilder immer zur gleichen Tageszeit aufnehmen.
- Die Bilder sollten immer am gleichen Ort aufgenommen werden.
- Bitte immer die gleiche Kleidung tragen, optimalerweise Bademode.
- Der Abstand von Kamera zu Person sollte immer gleich sein.

Es kommt häufig vor, dass sich an den gerade schon beschriebenen Messwerten nicht viel verändert, ein Vergleich der Vorher/Nachher-Bilder nach einigen Wochen und Monaten hingegen erstaunlich ist. Räume den Bildern daher auch die höchste Priorität bei der Einschätzung der Fortschritte ein.

Progressionsguide

Zum Einschätzen der Fortschritte hilft der folgende Progressionsguide, um Anpassungen vorzunehmen und die eigene körperliche Entwicklung zu steuern:

- **Das Körpergewicht reduziert sich alle 14 Tage um 1 bis 1,5 Prozent.** Ist Fettabbau die primäre Zielsetzung, muss an dieser Stelle nichts verändert werden. Die Sportlerin oder der Sportler befindet sich auf dem richtigen Weg.
- **Das Körpergewicht sinkt zu stark.** Fällt das Körpergewicht um mehr als 1 bis 1,5 Prozent alle 14 Tage, drohen Hunger, Leistungseinbußen und möglicherweise Muskelverlust. In diesem Fall sollte die Ernährung um eine Portion Fett oder eine Portion Kohlenhydrate ergänzt werden.

- **Das Körpergewicht sinkt nicht oder steigt an.** Bleibt die Waage über einen Zeitraum bei kontinuierlicher Einhaltung der Ernährungsempfehlungen stabil oder steigt sogar an, sollte zunächst ehrlich erörtert werden, ob die Ernährungsempfehlungen konsequent eingehalten wurden. Wurde über die vergangenen 14 Tage geschummelt, sollte die Gewichtsentwicklung zunächst über weitere 14 Tage bei konsequenter Einhaltung der Empfehlungen beobachtet werden, bevor Änderungen an der Ernährung vorgenommen werden. Wurden die Ernährungsvorgaben konsequent umgesetzt, wird zunächst auf die Entwicklung der Körperumfänge geschaut.

Hat sich das Gewicht nicht verändert, die Körperumfänge sind jedoch an einer oder mehreren Messstellen um mindestens jeweils einen Millimeter gesunken, muss nichts geändert werden. Bei Personen, die die Hautfaltenmessung nutzen, gelten die gleichen Vorgaben für diese Messung. Haben sich weder das durchschnittliche Körpergewicht noch die Umfänge verändert, ist die Kohlenhydratzufuhr täglich um eine Portion zu reduzieren und der Proteinanteil um eine Portion zu ergänzen.

- **Weder Gewicht noch Umfänge oder Hautfaltenmessungen verändern sich.** In diesem Fall sollte eine Portion Kohlenhydrate durch eine Portion Protein ersetzt und parallel dazu Fortschritte mithilfe von Vergleichsfotos dokumentiert werden.
- **Das Gewicht bleibt stabil, obwohl Muskelaufbau das primäre Ziel ist.** Steigt das Gewicht monatlich nicht um etwa 1 Prozent an, sollte im vierwöchigen Wechsel jeweils eine Portion Kohlenhydrate oder Fett ergänzt werden.
- **Das Gewicht ist stabil oder sinkt, die Trainingsleistung lässt jedoch nach.** Bei sinkendem Körpergewicht wird die Ernährung um eine Portion Kohlenhydrate ergänzt. Bei stabilen Messwerten und gleichzeitigem Leistungseinbruch sollte eine Portion Fett durch eine Portion Kohlenhydrate ersetzt werden.

Wichtig! Diese Vorgehensweisen gelten selbstverständlich nur dann, wenn die Ernährung mit einem sinnvollen und progressiven Training kombiniert wird.

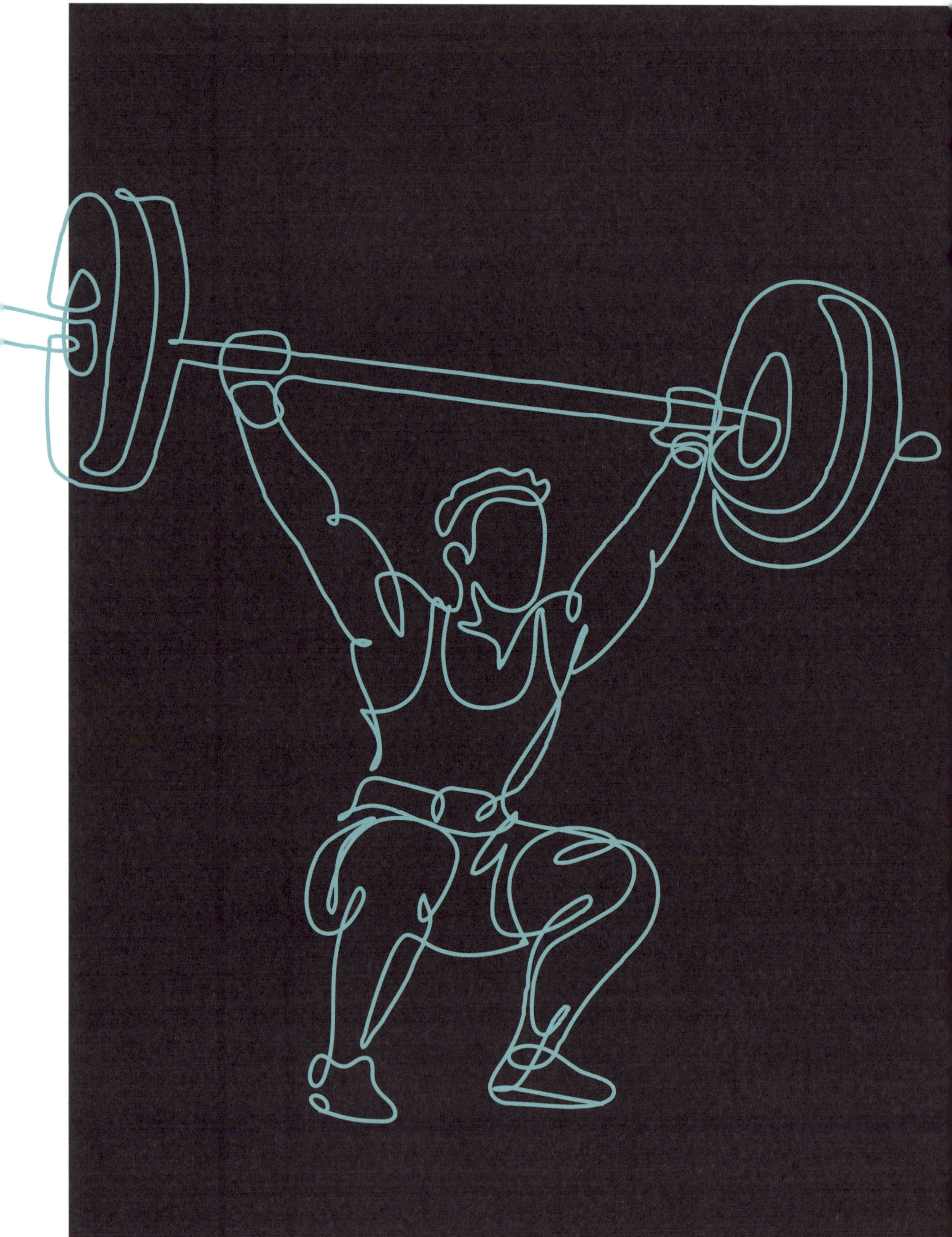

4

FUNCTIONAL BODYBUILDING

Der Einstieg ins Functional Bodybuilding

»Funktionelles Bodybuilding« – oder »Functional Bodybuilding« – ist ein Begriff, der für viele auf den ersten Blick etwas kontrovers klingen mag. Schließlich haben sich funktionelles Training und Bodybuilding über die vergangenen Jahre hinweg sehr stark in unterschiedliche Richtungen entwickelt. Dabei muss es sich bei diesen beiden Trainingsansätzen nicht grundsätzlich um Gegensätze handeln.

Funktionelles Training wird als alltagsrelevantes, sportartenübergreifendes Training verstanden, das auf vielen komplexen Bewegungsabläufen basiert und meist mehrere Gelenke pro Übung einbezieht. Bodybuilding hingegen konzentriert sich weniger auf den funktionellen Effekt, sondern mehr darauf, gezielt Muskulatur in spezifischen Bereichen des Körpers aufzubauen. Hierzu bedient man sich nicht nur Trainingsmaschinen, sondern auch isolierten Bewegungsmustern, die im funktionellen Training kaum oder gar keine Beachtung finden. Funktionelles Training wird oftmals jedoch fälschlicherweise gleichgesetzt mit teilweise fast schon artistischen Übungen auf instabilem Untergrund. Im klassischen Sinne beschreibt funktionelles Training jedoch vielmehr das Training von Bewegungsmustern, die funktionell zu den Anforderungen stehen, die trainiert und verbessert werden sollen, angefangen bei Alltagsbewegungen bis hin zu sportartenspezifischen Bewegungsmustern.

Funktionelles Bodybuilding verbindet die Elemente des funktionellen Trainings und des Bodybuildings, indem es die muskuläre Entwicklung einer Person fördert und sich dazu funktioneller Bewegungsmuster bedient. Im Gegensatz zum klassischen Bodybuilding wird hier nicht in Muskelgruppen gedacht, sondern in komplexen Bewegungsmustern mit unterschiedlichen Schwerpunkten. Dazu gehören grundsätzliche Bewegungsabläufe:

- Kniebeuge
- Ausfallschritt
- Hüftstreckung
- Drückbewegungen
- Zugbewegungen
- Core-Stabilisation

Die Trainingsplanung, die Übungsauswahl und die Ausführung der einzelnen Übungen können sämtlich auf diese sechs Bewegungsmuster zurückgeführt werden, um einerseits ein ganzheitliches Training aufzustellen und andererseits einen muskulösen und ästhetischen Körper aufzubauen – was immer das für eine Person individuell bedeuten mag. Funktion und Ästhetik sollen daher im funktionellen Bodybuilding miteinander verknüpft werden.

Wie beginnt man mit dem funktionellen Bodybuilding?

Wie bei allen Trainingsformen sollte auch beim Functional Bodybuilding gelten: Assess, don't guess. Oder auf Deutsch: Beurteilen, nicht raten. In den folgenden Abschnitten wird eine exemplarische Functional-Bodybuilding-Planung erarbeitet, die du direkt in deine Praxis übernehmen kannst.

Die Evaluationsphase

Ein entscheidender Punkt im Functional Bodybuilding ist die Evaluationsphase. Hier geht es primär um die Einschätzung der Bewegungsqualität einer Person, indem einzelne Gelenke und Bewegungsmuster mithilfe spezifischer Tests auf ihren Ist-Zustand untersucht und bewertet werden. Auf der Basis der Ergebnisse dieser Evaluation können im weiteren Verlauf die passenden Übungen, Leistungstests und Progressionsmuster ausgearbeitet werden. In der Praxis haben sich die Tests, die auf den folgenden Seiten vorgestellt werden, als relevant erwiesen.

HINWEISE ZU DEN TESTS

Für alle durchgeführten Tests ist es nicht notwendig, sich intensiv mit der detaillierten Anatomie der einzelnen Körperregionen auseinanderzusetzen und sich perfekt auszukennen, sofern keine Verletzungen und/oder starke Schmerzen vorliegen. Für die persönliche Anwendung ist es entscheidender, die richtigen Rückschlüsse für das eigene Training oder das Training der Kunden ziehen zu können und diese in praktische Trainingsempfehlungen zu verwandeln. Bei Verletzungen und Schmerzen hingegen sollte zunächst ein Arzt oder Physiotherapeut aufgesucht werden. Funktionelles Bodybuilding ist kein Therapieansatz, sondern dient in erster Linie der Prävention im Bereich der eigenen Möglichkeiten, was zum Beispiel den Bewegungsumfang angeht, der Erhaltung eines gesunden Bewegungsapparates und der Veränderung der Körperkomposition hin zu einem gesünderen Körper. Beachte während der Tests folgende grundlegende Punkte und frage dich:

- Rechts-links-Symmetrie: Gibt es Unterschiede in der Übungsausführung, wenn ein Test zu zwei Seiten auszuführen ist?
- Wie gut ist die Fähigkeit ausgeprägt, die Arme gestreckt in eine Überkopfposition zu bringen?
- Sind in einem Test Ausweichbewegungen über die Wirbelsäule sichtbar (zum Beispiel starkes Zurücklehnen in der Wirbelsäule, um eine Streckung im Schultergelenk des oberen Arms zu ermöglichen)?

Wenn du in der Beobachterrolle bist, mache dir Notizen, ob die durchführende Person die einzelnen Fähigkeiten besitzt oder an welchen Stellen etwaige Probleme auftreten. Wenn du den Test allein durchführst, beobachte dich eventuell über einen Spiegel oder filme dich mit dem Handy und notiere dir ebenfalls, was dir auffällt. Daraus ableitend suchst du später die passenden Bewegungsmuster aus und variierst je nach Testergebnis, welche Version beziehungsweise Variante am besten trainiert werden sollte.

Dawnbarn's Test

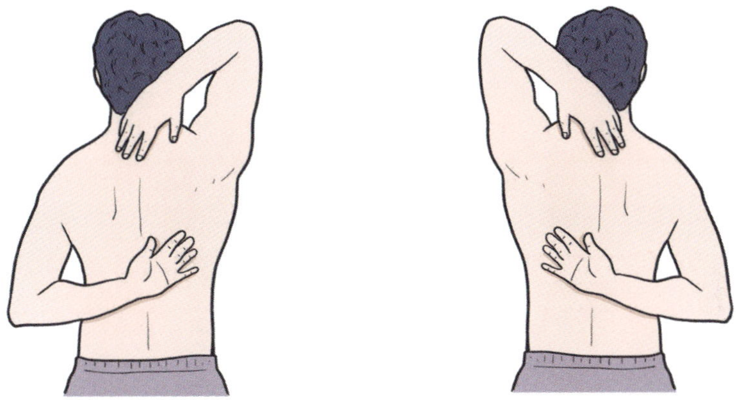

Der Dawnbarn's Test, auch als Apley Scratch Test bekannt, gibt einen schnellen Überblick über den aktiven Bewegungsumfang der Schulter.

Hebe einen Arm an, beuge den Ellbogen und führe die Hand hinter dem Kopf beziehungsweise Rücken in Richtung Schulterblatt. Beuge gleichzeitig den anderen Arm und führe ihn von unten hinter den Rücken, schiebe hier die Hand ebenfalls in Richtung Schulterblatt. Versuche, die Hände hinter dem Rücken so nah wie möglich zueinander zu bewegen. Vielleicht können sich die Finger beider Hände sogar berühren.

Hinweis

Mit diesem Test kann festgestellt werden, wie weit die Schulterblätter kontrolliert werden können, und die Bewegung lässt Rückschlüsse auf die Mobilität unter anderem des breiten Rückenmuskels zu.

Kniebeugen-Test

Hier absolvierst du eine simple Kniebeuge mit dem eigenen Körpergewicht, optional mit über den Kopf gestreckten Armen.

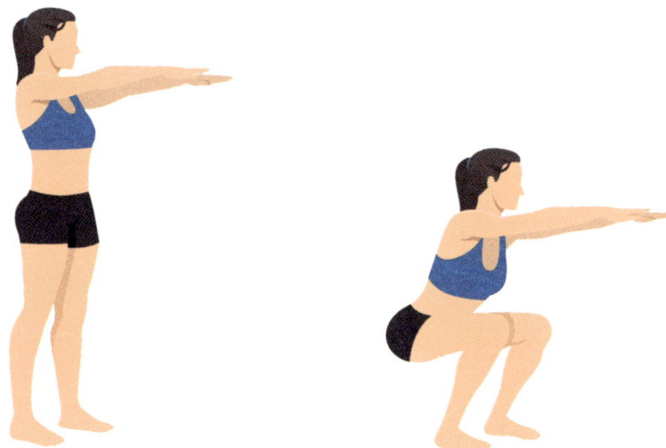

1. Stelle dich mit hüft- bis schulterbreit platzierten Füßen auf und strecke die Arme nach vorn.

2. Beuge Knie und Hüften und senke das Gesäß kontrolliert nach hinten unten ab. Lasse die Arme dabei nach vorn ausgestreckt. Wenn möglich, beuge die Beine so weit, dass das Gesäß unter Kniehöhe absinkt. Komme danach wieder in die Ausgangsposition zurück.

Hinweise

- Der Oberkörper bleibt über den gesamten Bewegungsradius möglichst aufrecht, die Wirbelsäule in einer neutralen Position (es wird kein starker Rundrücken gemacht).
- Die Knie bleiben stabil nach vorn in Richtung Zehenspitzen ausgerichtet, sie knicken nicht nach innen.
- Lasse die Fersen über den gesamten Bewegungsablauf am Boden, sie heben nicht ab.

› Je nachdem, wo Probleme bei der Übungsausführung auftreten, können im weiteren Verlauf die richtigen Übungen zur Behebung von potenziellen Einschränkungen gewählt und an das eigene Leistungsniveau angepasst werden. Führe drei bis fünf kontrollierte Wiederholungen dieser Übung aus, um die Qualität dieses Bewegungsmusters beurteilen zu können.

Ausfallschritt-Test

Führe wie beim Kniebeugen-Test drei bis fünf kontrollierte Wiederholungen durch, um das Bewegungsmuster auf dessen Qualität überprüfen zu können.

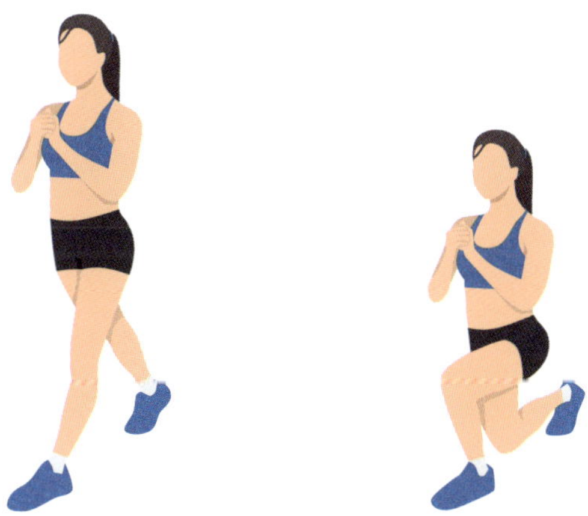

1. Stelle dich in einer größeren Schrittstellung auf, das rechte Bein befindet sich hinten. Richte den Oberkörper auf und halte die Hände vor der Brust zusammen.

2. Beuge beide Knie so weit wie möglich. Der Oberkörper bleibt dabei aufrecht, die Hände lasse ebenfalls in ihrer Position. Strecke die Beine anschließend wieder, wiederhole den Ausfallschritt zwei- bis dreimal und wechsle dann die Seite.

Hinweise

- Führe die Übung auf beiden Seiten aus und achte darauf, ob es Unterschiede gibt, je nachdem, ob du das rechte oder das linke Bein hinten platziert hast.
- Beobachte, ob du die Übung stabil ausführen und das Gleichgewicht im Ausfallschritt halten kannst.
- Beobachte, ob du den Oberkörper bei der Durchführung des Tests aufrecht halten kannst.
- Achte darauf, dass die Ferse des vorderen Fußes über den gesamten Bewegungsablauf auf dem Boden bleibt.

Test zum Status der hinteren Muskelkette

Bei diesem Test geht es insbesondere um die Mobilität der hinteren Muskelkette. Der Schwerpunkt liegt entsprechend auf den Bereichen der Waden, der hinteren Oberschenkelmuskulatur und des unteren Rückens.

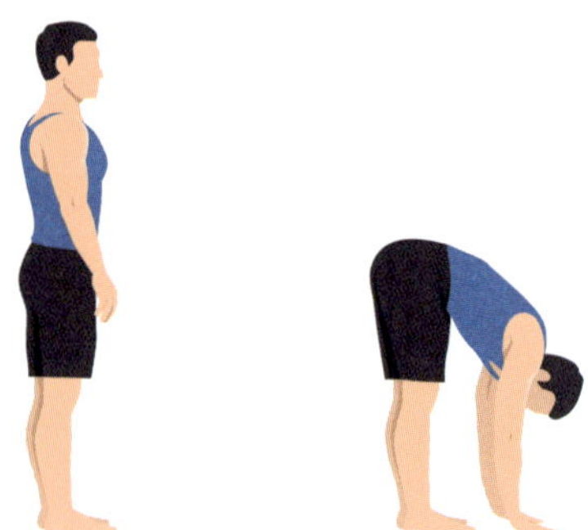

1. Stelle dich aufrecht hin. Schließe die Beine und strecke sie komplett durch.
2. Beuge dich nach vorn und senke den Oberkörper ab. Lasse die Arme dabei nach unten hängen, die Hände bewegen sich in Richtung Zehen beziehungsweise Boden.

Hinweise

- Bei dieser Übung handelt es sich um einen passiven Test. Das bedeutet: Du beugst den Oberkörper nach vorn, ohne zusätzliche Kraft aufzuwenden. Kontrolliere, wie nahe du die Hände in Richtung Zehenspitzen absenken kannst. Der untere Rücken darf und sollte in diesem Fall rund werden.
- Ziel sollte es sein, die Zehenspitzen mit den Fingern zu berühren. Wenn du nicht so weit nach unten kommst, solltest du an der Mobilität aller Strukturen, die an der hinteren Kette beteiligt sind, arbeiten.
- Es ist vollkommen in Ordnung, wenn während der Übungsausführung ein leichtes bis starkes Dehnungsgefühl und ein Ziehen in der beteiligten Muskulatur auftritt. Es sollten jedoch keine starken Schmerzen in den beteiligten Strukturen oder rund um die getesteten Strukturen auftreten.
- Achte auf die Rechts-links-Symmetrie, um zu sehen, ob die Hüfte in eine Richtung ausweicht und eine unterschiedliche Beweglichkeit im Bereich der einzelnen Extremitäten festzustellen ist.

Front-Leaning-Rest-Test

Hier werden gleich zwei wichtige Fähigkeiten getestet: Einerseits die Möglichkeit zur Protraktion des Schulterblatts – das bedeutet die Fähigkeit, das Schulterblatt nach vorn zu bewegen und in dieser Position zu halten. Diese Fähigkeit ist bei der Ausführung von Drückbewegungen entscheidend. Andererseits wird hier auch die Core-Stabilität getestet.

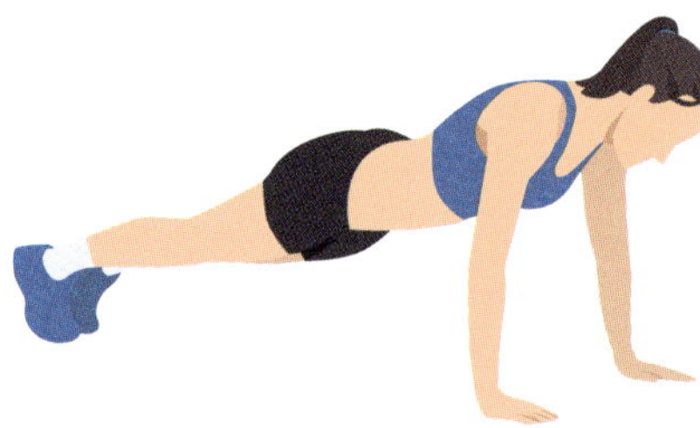

Setze im Vierfüßlerstand die Hände genau unter den Schultern auf. Strecke die Beine durch, bis der Körper in einer langen Linie über dem Boden ausgerichtet ist. Schiebe dich dabei aktiv aus den Armen heraus. Halte die Position 60 Sekunden lang.

Hinweise

- Entscheidend bei dieser Übung ist, dass du die Wirbelsäule stabil hältst und die Hände aktiv in Richtung Boden drückst, sodass sich der Brustkorb etwas nach oben bewegt. Dabei ist es durchaus in Ordnung, wenn sich der Rücken im oberen Bereich etwas rundet. Dies sollte jedoch durch den ausgeübten Druck der Hände in Richtung Boden erfolgen und nicht durch eine aktive Krümmung der Wirbelsäule.
- Halte die Protraktion (das Vorwärtsbewegen des Schulterblatts) über die gesamte Zeitdauer aufrecht.

Reverse-Plank-Test

Das Gegenstück zum Front-Leaning-Rest-Test ist der Reverse-Plank-Test. Auch hier kommt es zur Einschätzung der Core-Stabilität unter Aktivierung der hinteren Muskelkette. Außerdem kann die Gegenbewegung der Schulterprotraktion, also die Retraktion der Schulter, ermittelt werden. Bei einer Retraktion handelt es sich um eine Rückwärtsbewegung, in diesem Fall eine Rückwärtsbewegung des Schulterblatts, die du über das Nach-hinten-Rollen der Schulter erreichst.

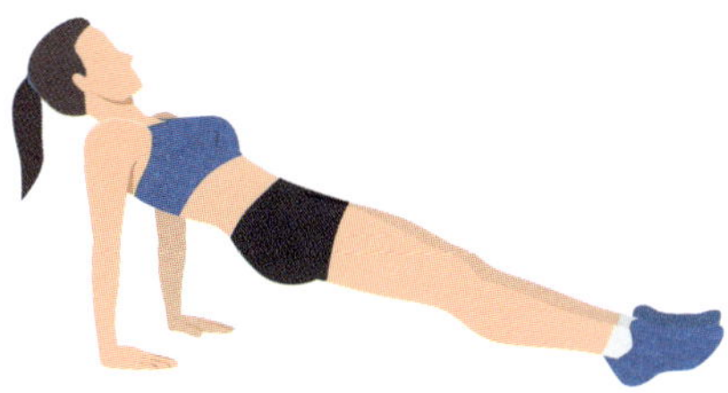

Setze dich auf den Boden und strecke die Beine vor dir aus. Stütze die Hände hinterm Gesäß ab. Hebe den Po an. Die Hände befinden sich nun direkt unterhalb der Schultern. Schiebe die Hände aktiv in den Boden. Nur die Hände und die Fersen berühren den Boden, der Körper bildet eine stabile Linie. Halte die Position 60 Sekunden lang.

Hinweise

- Hintere Oberschenkelmuskulatur, Gesäß und Core sind angespannt.
- Halte die Wirbelsäule in einer neutralen Position, die Hüfte streckt sich dabei aber aktiv.
- Dieser Test liefert sowohl Information über die Core-Stabilität als auch über die Fähigkeit, bestimmte Zugbewegungen sicher und in vollem Bewegungsumfang durchführen zu können.

Side-Plank-Test

Der dritte und letzte Test zur Core-Stabilität ist der Side-Plank-Test.

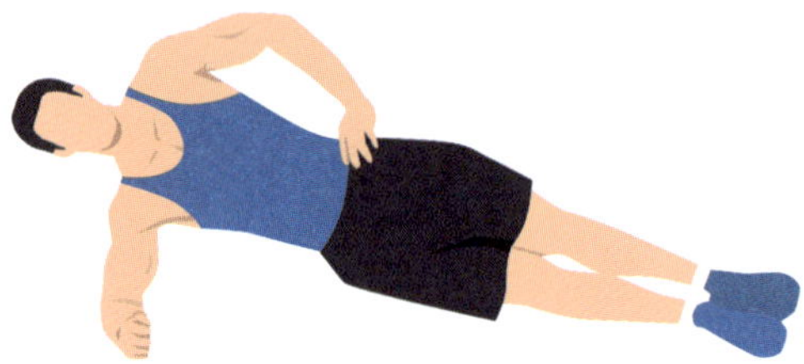

Lege dich auf eine Körperseite und stütze den Oberkörper auf einem Unterarm ab. Platziere den Ellbogen direkt unterhalb der Schulter. Hebe den Körper nun aktiv an, bis Oberkörper und Unterkörper eine Linie ergeben. Lege den oberen Arm entweder seitlich auf den Körper oder strecke ihn vertikal nach oben aus. Platziere die Füße aufeinander. Lediglich der untere Fuß und der Unterarm der getesteten Seite haben Kontakt zum Boden. Halte diese Position für 60 Sekunden pro Seite.

Hinweise

- Der Körper bleibt über die vollständigen 60 Sekunden in einer geraden Linie.
- Du erfasst hier deine Fähigkeit, die Balance zu halten.

Trainingsplanung im Functional Bodybuilding

Eine Beurteilung des Ist-Zustands zu definieren, ist natürlich immer nur so viel wert wie die Erkenntnisse, die daraus gewonnen und dann auch in eine sinnvolle Trainingsplanung umgesetzt werden. Beim funktionellen Bodybuilding geht es in erster Linie um die Qualität der Bewegungen und nicht um die absolute Intensität. In der Praxis sind hierfür unterschiedliche Phasen zu beobachten, die je nach Ergebnis des Assessments nach und nach durchlaufen werden.

Die einzelnen Trainingsphasen im funktionellen Bodybuilding

Je nach Ergebnis und Beurteilung der einzelnen im Assessment durchgeführten Tests steigst du in der einen oder anderen der folgenden Phasen ins Training ein. Ziel ist eine kontinuierliche Progression der Belastung, ohne die Bewegungsqualität dabei zu vernachlässigen:

- **Phase 1:** Stabilität und motorische Kontrolle
- **Phase 2:** Kraftausdauer
- **Phase 3:** Muskelentwicklung und Intensität
- **Phase 4:** Komplexität und Explosivität

Phase 1: Stabilität und motorische Kontrolle

Um eine hohe Bewegungsqualität und Effizienz einzelner Bewegungsmuster erreichen zu können, ist sowohl die Kontrolle solcher Bewegungsmuster von Bedeutung als auch ausreichend vorhandene Stabilität – vor allem im Core-Bereich –, um die Bewegungen und Übungen sicher und effektiv ausführen zu können.

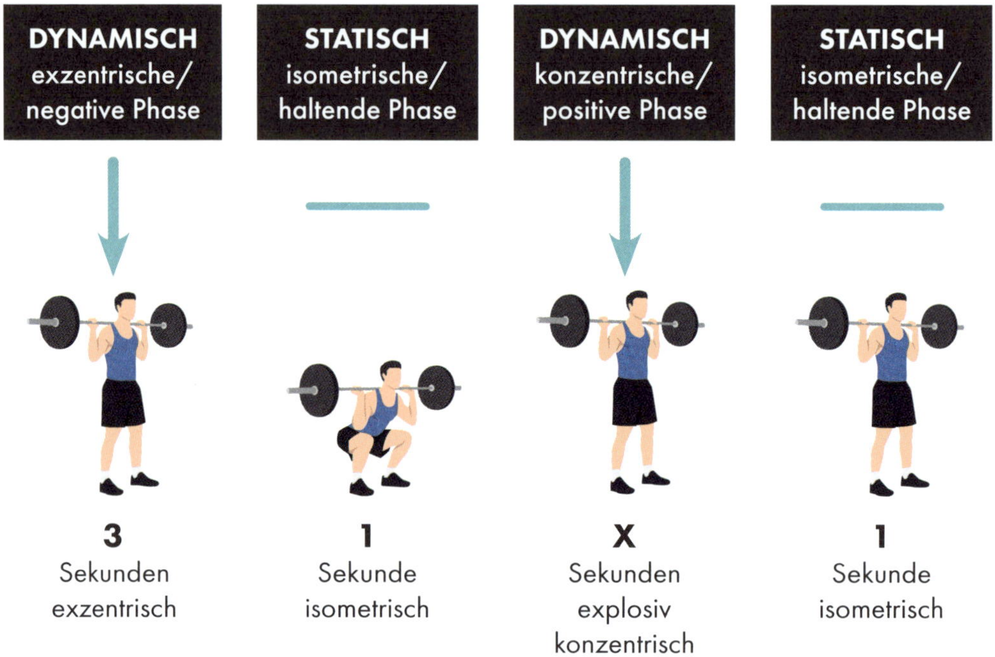

Praktisch betrachtet bedeutet das: Sämtliche Übungen werden langsam und kontrolliert mit einer Geschwindigkeit von 3/1/3/1 ausgeführt. Das heißt: Sowohl die exzentrische als auch die konzentrische Bewegungsphase wird über einen Zeitraum von drei Sekunden ausgeführt. An den jeweiligen Umkehrpunkten der Bewegung wird jeweils eine Sekunde die Endposition gehalten. In der folgenden Abbildung wird dieses Prinzip anhand einer Kniebeuge beschrieben.

Die Sportlerin oder der Sportler bewegt sich in einer gleichmäßigen, etwa dreisekündigen Bewegungsphase nach unten in die Hocke. In der unteren Position wird eine etwa einsekündige aktive Pause eingehalten. Anschließend kehrt man erneut in einer dreisekündigen Aufwärtsbewegung in die Ausgangsposition zurück, hält diese Ausgangsstellung für erneut etwa eine Sekunde und wiederholt die Übung so lange, bis das gewünschte Wiederholungsziel erreicht wurde. Der Grundgedanke hinter dieser Vorgehensweise liegt vor allem darin begründet, dass bei einer langsamen Bewegungsausführung jeder Teil einer Bewegung ständig muskulär und somit auch neurologisch kontrolliert werden muss. Bei schnellen Bewegungen werden

Teilbewegungen häufig recht schlampig oder unkontrolliert ausgeführt, was später zu Problemen in der Übungsausführung mit höheren Intensitäten führen oder im schlimmsten Fall Schmerzen, chronische Entzündungen oder Verletzungen hervorrufen kann. Nur wer jeden Zentimeter einer Bewegung und jeden Winkel optimal kontrolliert, kann am Ende auch von einer wirklichen Bewegungskontrolle sprechen und die maximale Effektivität und Effizienz aus einer Übung herausholen.

In vielen Crosstraining-Formaten werden Sportlerinnen und Sportler – oftmals auch aus einer (Über-)Motivation heraus – schon frühzeitig mit komplexen Bewegungsmustern, nicht selten in Verbindung mit Schnellkraftelementen und unter Zusatzgewicht konfrontiert, ohne dass in einzelnen Teilbereichen überhaupt die notwendige Stabilität und motorische Kontrolle vorhanden ist. Insbesondere wenn im Assessment gewisse Bewegungseinschränkungen in einzelnen Bewegungsmustern ausgemacht wurden, ist es von zentraler Bedeutung, zunächst an diesen zu arbeiten und diese aufzuheben, bevor komplexere oder intensivere Belastungen ins Training aufgenommen werden. Eine detailliertere Auflistung empfohlener Übungsabfolgen und Progressionen für die einzelnen Bewegungsmuster folgen im weiteren Verlauf dieses Kapitels.

Wer also neu im Training ist, schon lange nicht mehr trainiert hat oder mehrere Einschränkungen im Assessment festgestellt hat, sollte sich dringend auf diese Phase und die Verbesserung von Stabilität und motorischer Kontrolle konzentrieren. Das fällt vielen Sportlerinnen und Sportlern in der Praxis schwer, da sich diese Phase sehr häufig wie Anfängertraining anfühlt und nur wenig Gewicht oder zunächst gar kein Gewicht verwendet wird. Die Wahrheit ist jedoch, dass dadurch nicht nur die Grundlagen für spätere Erfolge gelegt werden, sondern bereits hier Fortschritte erzielt werden, allein aus der bewussten Ansteuerung von Bewegungsbereichen, die vielleicht zuvor durch schnelle und unkontrollierte Bewegungen gar nicht aktiv trainiert wurden.

Ein Beispiel soll dies veranschaulichen: Vollkommen kontrollierte Liegestütze – eine Übung, die mit dem eigenen Körpergewicht auskommt – in korrekter Ausführung und langsamer Bewegungsgeschwindigkeit, bei denen zu Beginn eine konzentrische Bewegung steht – das Hochdrücken aus den Schultern –, kann einen sehr viel stärkeren Trainingseffekt auf die Körperzusammensetzung ausmachen als Bankdrücken mit Gewicht. Bei Letzterem erfolgt die exzentrische Bewegung, also das Herablassen des Gewichts zur Brust, oft schnell und unkontrolliert und die konzentrische Bewegung – das Hochdrücken der Hantel in die Ausgangsposition – wird durch ein Abfedern der Hantel auf der Brust eingeleitet.

Die optimale Übungsdauer pro Satz sollte in dieser Phase bei etwa 60 bis 120 Sekunden liegen. Wenn du bereits vorher ermüdest und eine Übung nicht mehr technisch einwandfrei bewältigen kannst, solltest du pausieren. Das bedeutet: Ein Trainingssatz wird immer dann beendet, wenn die Bewegung nicht mehr stabilisiert und in technisch korrekter Form ausgeführt werden kann.

Wenn jemand Kniebeugen ohne Zusatzgewicht trainiert und die Sportlerin oder der Sportler nicht mehr in der Lage dazu ist, den Oberkörper aufrecht zu halten, oder die Knie beim Beugen nicht mehr in einer Linie mit den Zehenspitzen halten kann, sollte der Satz beendet werden, unabhängig davon, ob das angestrebte Soll erfüllt wurde oder nicht.

Hier sei an die Übungsausführung nach dem Muster 3/1/3/1 (Seite 124) erinnert. Rechnet man die Sekunden zusammen, hat jede einzelne Wiederholung eine Dauer von etwa 8 Sekunden. Um auf eine Spannungszeit von etwa 60 bis 120 Sekunden zu gelangen, sollte mit einer Wiederholungszahl von 8 bis 15 pro Satz gearbeitet werden. Lässt die Bewegungsqualität bereits vor dem Erreichen dieser Wiederholungszahl sichtbar oder spürbar nach, wird der Satz bereits vorher beendet. Generell gilt jedoch: Im Idealfall solltest du die Übungen so auswählen und die Variante derart an deinen Trainingszustand anpassen und gegebenenfalls vereinfachen, dass du in der Lage bist, mindestens acht saubere Wiederholungen zu absolvieren.

Für koordinative Aspekte und motorische Kontrolle gilt: Je häufiger ein Bewegungsmuster sauber ausgeführt wird, desto eher wird dieses Bewegungsmuster auch im

Gehirn abgespeichert. Das Gleiche gilt allerdings auch für eine fehlerhafte Ausführung. Daher sollten Trainingseinheiten in dieser Phase regelmäßig und möglichst in frischem und unermüdetem Zustand ausgeführt werden. Eine hohe Frequenz mit niedrigem bis moderatem Volumen hat sich hierfür als produktiv herausgestellt, um Training unter Ermüdung und eine dadurch reduzierte Bewegungsqualität zu vermeiden. Zwei bis drei Trainingseinheiten pro Woche in Form eines Ganzkörpertrainings mit zwei bis vier Sätzen pro Übung beziehungsweise Bewegungsebene haben sich hierfür in der Praxis bewährt. Zu diesen Übungen beziehungsweise Bewegungsebenen gehören folgende:

- Kniebeuge
- Hüftstreckung
- Horizontales Drücken im Oberkörper
- Vertikales Drücken im Oberkörper
- Horizontales Ziehen im Oberkörper
- Vertikales Ziehen im Oberkörper

Für die erste Phase gilt: Du solltest das Training von Stabilität und motorischer Kontrolle über mindestens vier Wochen konsequent einhalten, bevor du zur nächsten Phase wechselst. Ist die Übungsausführung nach diesen vier Wochen immer noch nicht optimal, macht es Sinn, diese Phase um weitere zwei bis vier Wochen zu verlängern. Zusätzlich können Bewegungsabläufe von Phase 1 in konzentrierter Form auch in den weiteren Phasen als Teil des Warm-ups integriert werden, um entsprechende neuronale Reize und Weiterleitungen zu triggern, bevor es zu einer Steigerung der Trainingsintensität kommt.

Phase 2: Kraftausdauer

Der Wechsel zu Phase 2 setzt voraus, dass die Grundübungen der einzelnen Bewegungsmuster bereits gut stabilisiert und motorisch kontrolliert werden können. Ist das der Fall, wird in dieser Phase die Intensität der Übungen gesteigert, und die Satzdauer wird gleichzeitig verlängert, um einen adäquaten Reiz auf die Kraftausdauer setzen zu können. Bereits hier kommt es in der Regel bei konsequenter Umsetzung der Vorgaben zu deutlich sichtbaren körperlichen Veränderungen und einem Muskelaufbau, sofern weiterhin kontinuierlich neue Trainingsreize gesetzt werden. In dieser Phase können nun auch schon klassische Übungen mit Gewicht auf dem Plan stehen und mit Übungen kombiniert werden, die eine höhere Anforderung an die Stabilität stellen. Typische Beispiele für ein Training im Fitnessstudio könnte eine Kombination aus einer Beinpresse (höhere Intensität) und einem Ausfallschritt mit dem eigenen Körpergewicht oder einer bulgarischen Kniebeuge sein, die höhere Anforderungen an die Koordination und Stabilität stellt.

Ausgewählte Muskelgruppen werden in einer komplexen und sicher ausgeführten Übung mit Zusatzgewicht aufgeladen, um die Intensität zu steigern. Anschließend wird ohne längere Pause zur etwas komplexeren, jedoch weniger intensiven Übung gewechselt. Unter lokaler Muskelermüdung gilt es nun, diese Übung weiterhin perfekt zu kontrollieren und Ermüdung entgegenzuwirken. Später können die zu Beginn noch relativ einfachen Übungen eines solchen Supersatzes nach und nach durch weitere komplexere Übungen ergänzt werden.

Absolviere auch in dieser Phase zunächst bestenfalls drei Einheiten pro Woche. Die Bewegungsgeschwindigkeit wird hier auf eine 2/0/2/0 reduziert. Das bedeutet: Sowohl die exzentrische als auch die konzentrische Bewegungsphase wird über eine Zeitspanne von je zwei Sekunden kontrolliert und ohne Schwung absolviert.

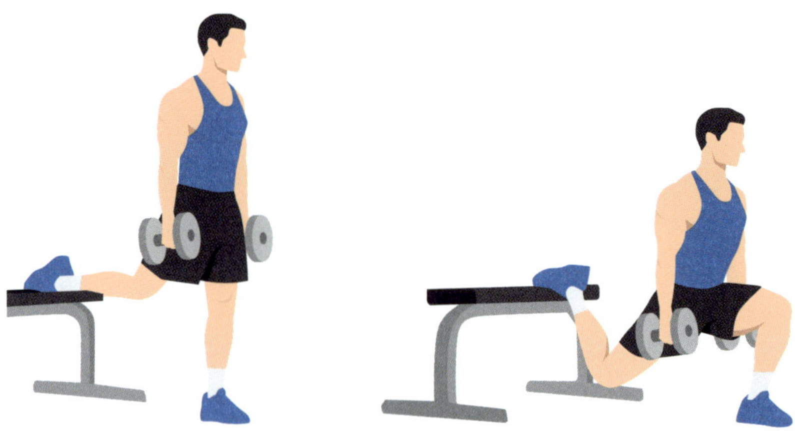

Bei der bulgarischen Kniebeuge mit Kurzhanteln lastet mehr Gewicht auf dem vorderen Bein, was für eine höhere Intensität sorgt, und es stellt gleichzeitig eine Herausforderung an den Gleichgewichtssinn dar.

An den Umkehrpunkten erfolgen keinerlei Pausen. Die Spannung in den beteiligten Muskeln soll möglichst lange aufrechterhalten werden. Pro Übung werden jeweils acht bis zwölf Wiederholungen durchgeführt, sodass sich pro Übungskombination eine gesamte Wiederholungszahl von 16 bis 24 Wiederholungen ergibt. Mehr als zwei Sätze pro Supersatz sind in der Regel nicht nötig.

Beim Training in dieser Phase sollte ein intensives Brennen in der Muskulatur erzielt werden, und für gewöhnlich kommt es zu einem starken sogenannten Pumpeffekt, der sich durch das Ansammeln von Blut in der trainierten Muskulatur ergibt. Es gilt jedoch auch hier: Qualität steht immer vor Quantität. Beende die Übung, wenn du das verwendete Gewicht für keine weitere Wiederholung mehr bewegen kannst oder die Bewegungsqualität nachlässt und du die Übung nicht mehr optimal aufrechterhalten kannst – je nachdem, welches Szenario als Erstes eintritt. Hier gilt also für jede Sportlerin und jeden Sportler, ehrlich zu sich selbst zu sein.

Beachte bitte: Verschiedene Trainingsstufen beschreiben nicht den Leistungszustand einer Person. Vielmehr ist es sinnvoll, die Stufen nach und nach zu durchlaufen. Wer die zweite Stufe gemeistert hat, kombiniert Blöcke der zweiten Stufe von nun an immer im Wechsel mit einem Trainingsblock der dritten Phase.

Phase 3: Muskelentwicklung und Intensität

Die dritte Phase der Trainingsplanung im funktionellen Bodybuilding fokussiert sich auf die Muskelentwicklung und Intensität. Das Training in dieser Phase kommt dem klassischen Bodybuilding am nächsten, konzentriert sich jedoch gleichzeitig auf komplexe Übungen, die den bereits erläuterten Bewegungsmustern wie etwa der Kniebeuge mit einer Langhantel oder dem Bankdrücken mit Kurzhanteln folgen. Personen, die diese Phase erreichen, sollten mittlerweile schon eine gut ausgeprägte motorische Kontrolle mitbringen und in der Lage sein, auch mit freien Gewichten wie etwa einer Langhantel an komplexen Bewegungsmustern wie der Frontkniebeuge zu arbeiten. Im folgenden Kapitel werden einzelne Übungsprogressionen vorgestellt, die in den drei Phasen genutzt werden können, um sich

Schritt für Schritt und sicher zu steigern, bis auch komplexe Übungen gut bewältigt werden.

Die Phase der Muskelentwicklung verfolgt in erster Linie das Ziel einer Muskelhypertrophie und legt den Schwerpunkt auf ein höheres Trainingsvolumen mit submaximalen Intensitäten. Das bedeutet: drei bis fünf Sätze pro Übung bei durchschnittlich acht bis zwölf Wiederholungen pro Satz, einer Bewegungsgeschwindigkeit nach dem Muster 3/0/1/0 und kurzen Satzpausen. Das bedeutet: Das Trainingsgewicht wird in der exzentrischen Phase langsam herabgelassen und in der konzentrischen Phase schneller, jedoch kontrolliert und ohne Schwung wieder in die Ausgangsposition bewegt. Eine Trainingshäufigkeit von mindestens zwei Einheiten pro Bewegungsebene und Woche haben sich für diese Phase als am effektivsten herausgestellt.

Phase 4: Komplexität und Explosivität

Die vierte Phase bringt nun viele der in den Phasen 1 bis 3 und im Folgenden vorgestellten Bewegungsmuster zusammen und führt diese explosiv und dabei immer kontrolliert aus. In dieser Phase werden unterschiedliche komplexe Übungsabläufe miteinander kombiniert und in Form kleiner Zirkeltrainingseinheiten geordnet. Dadurch wird nicht nur ein großer muskulärer Teil trainiert, sondern auch die kardiovaskuläre Fitness – Ausdauer und Herz-Kreislauf-System – rückt zusätzlich in den Fokus.

Um komplexe Übungen bei hoher Intensität und langer Satzdauer zu trainieren und zu kombinieren, muss die motorische Kontrolle einzelner Bewegungsmuster sehr gut ausgeprägt sein, die Übungen sollten über einen langen Zeitraum korrekt ausgeführt werden können (Kraftausdauer) und das Arbeiten mit zusätzlichen Gewichten und höheren Intensitäten (Muskelentwicklung und Intensität) sollte beherrscht werden. Sprich: Diese Phase ist zwar der Höhepunkt des funktionellen Bodybuildings, gleichzeitig muss sie jedoch sehr gut vorbereitet sein, wozu die vorherigen Phasen dienen. Ein Überspringen der Phasen 1 bis 3 kann in dieser Phase zu Verletzungen durch zu hohe Intensität oder unsaubere Ausführung führen oder es wird einfach sehr viel Potenzial auf der Strecke bleiben. Funktionelles Bodybuilding ist ein langfristiges Konzept. Aus diesem Grund spielen Zeit, Geduld und Kontinuität eine große Rolle, um dauerhaft bestmögliche Ergebnisse erzielen zu können.

Die wichtigsten Parameter der Trainingssteuerung

Sämtliche Vorschläge für die Trainingsgestaltung der einzelnen Phasen sind als Richtwerte zu verstehen und stellen keine fixen Regeln oder Vorgaben dar. Es ist wichtig zu verstehen, dass funktionelles Bodybuilding als eine Ansammlung von Prinzipien wahrgenommen werden sollte, um die herum jeder flexibel das eigene Training mithilfe der einzelnen Parameter plant. Die beiden wichtigsten und übergeordneten Prinzipien lauten:

- Es werden keine einzelnen Muskeln, sondern Bewegungsmuster trainiert.
- Qualität ist entscheidender als Quantität.

Es geht also nicht darum, so viel Gewicht wie möglich irgendwie zu bewegen, es steht die Qualität der Muskelkontraktionen im Mittelpunkt. Jede Bewegung wird unter vollständiger motorischer Kontrolle und ohne Schwung absolviert. Die Übungsauswahl orientiert sich dabei an den funktionellen Anforderungen, die eine Person mitbringt. Funktionelles Bodybuilding für einen Triathleten ist also etwas anderes als funktionelles Bodybuilding für eine Mutter mit kleinen Kindern. Entsprechend müssen sich auch die Parameter, anhand derer ein solches Training ausgerichtet wird, unterscheiden.

Für den Triathleten ist das Training und der Aufbau des breiten Rückenmuskels und der Brustmuskulatur beispielsweise entscheidend, da diese Muskelgruppen einen entscheidenden Einfluss beim Schwimmen spielen. Die Mutter eines kleinen Kindes, das auf dem Arm getragen wird, benötigt hingegen mehr isometrische (haltende) Core-Stabilität.

Basisübungen, Trainingssteuerung und Trainingspläne für jedes Level

Auf den folgenden Seiten findest du Tipps und Hinweise zu grundlegenden Übungen, die, zu einer Übungseinheit zusammengestellt, ein sinnvolles Ganzkörpertraining ergeben und dabei alle Ebenen berücksichtigen.

Die Auswahl der passenden Übungen

Die Übungsauswahl orientiert sich primär an zwei unterschiedlichen Grundgegebenheiten:

- Die Ergebnisse der Evaluation der einzelnen Bewegungsmuster in den Tests geben vor, welche Übungen sinnvoll sind.
- Die funktionellen Anforderungen im Alltag bestimmen ebenfalls mit, welche Bewegungsmuster trainiert werden sollten.

Die nachfolgenden Tabellen zeigen Übungsprogressionen für die einzelnen Trainingsphasen im funktionellen Bodybuilding und liefern zusätzliche Trainingsvorschläge, die auf Basis der Evaluationsergebnisse berücksichtigt werden sollten. Alle Übungen sind ab Seite 156 beschrieben und illustriert.

Bewegungsmuster: Drückübungen für den Oberkörper

Drückübungen, die auf die Muskulatur im Oberkörper zielen, können zwischen vertikalen und horizontalen Drückübungen unterschieden werden. Das vertikale Bewegungsmuster wurde in der Evaluation über den Dawnbarn's Test (Seite 115) eingeschätzt, die horizontale Ebene über die Front-Leaning-Rest-Position (Seite 120).

Vertikale Drückübungen – Varianten für jede Trainingsphase		
Ebene	Phase	Übung
vertikal	Phase 1: motorische Kontrolle	einarmiges Kurzhantel-Schulterdrücken
vertikal	Phase 2: Kraftausdauer	Static Pike Push-up
vertikal	Phase 3: Muskelentwicklung	Langhantel-Schulterdrücken

Phase 1 – motorische Kontrolle: Insbesondere wenn es Einschränkungen im Bereich der Mobilität gibt, die beim Dawnbarn's Test (Seite 115) offenbar wurden, hat es sich bewährt, mit einarmigem Kurzhantel-Schulterdrücken im Sitzen und einer Bewegungsgeschwindigkeit von 3/0/3/0 zu starten und parallel dazu die schulterumgebende Muskulatur zu mobilisieren. Die Mobilisation kann beispielsweise durch die Verwendung einer Faszienrolle und verschiedene Dehnübungen erfolgen.

Phase 2 – Kraftausdauer: Der Static Pike Push-up ist eine hervorragende Übung, um die statische Kraftausdauerleistung im gesamten Schultergürtel zu verbessern. Um diese Übung auszuführen, ist es jedoch wichtig, dass eine vollständige Streckung des Oberarms im Schultergelenk möglich ist. Zudem solltest du wissen, dass der Static Pike Push-up eine schwierige Übung ist. Wenn du diese Position nicht von Beginn an über einen Zeitraum von 60 bis 120 Sekunden aufrechterhalten kannst, solltest du mit kürzeren Sätzen beginnen und die Satzpausen ebenfalls entsprechend kürzen.

Phase 3 – Muskelentwicklung: Das Schulterdrücken im Stehen mit einer Langhantel ist eine der effektivsten Übungen für die Entwicklung von Kraft und Muskelmasse im Oberkörper. Du solltest diese Übung jedoch ausschließlich dann trainieren, wenn du Überkopfbewegungen motorisch gut kontrollieren kannst und die Beweglichkeit deiner Schulter eine solche Bewegung zulässt.

Bei horizontalen Drückbewegungen empfehle ich folgende Progressionen:

Horizontale Drückübungen – Varianten für jede Trainingsphase		
Ebene	Phase	Übung
horizontal	Phase 1: motorische Kontrolle	Liegestütz mit abgelegten Knien
horizontal	Phase 2: Kraftausdauer	unterstützter Dip
horizontal	Phase 3: Muskelentwicklung	Bankdrücken mit Langhantel

Phase 1 – motorische Kontrolle: Der klassische Liegestütz (Push-up) ist die perfekte Möglichkeit, um die motorische Kontrolle, aber auch die Kraftausdauer zu verbessern. Hier muss sowohl die Stabilität im Core als auch die motorische Kontrolle in der eigentlichen Bewegung beachtet werden. Personen, die nicht in der Lage dazu sind, mehrere Wiederholungen langsam und kontrolliert auszuführen, oder deren Stabilität im Rumpfbereich zu leiden beginnt, können mit einer Liegestützvariante starten, bei der die Knie auf dem Boden abgestützt werden. Dadurch wird der Hebel verkürzt und die Übung wird leichter.

Phase 2 – Kraftausdauer: Kraftausdauer lässt sich ebenfalls hervorragend sowohl mit dem bereits angesprochenen Liegestütz als auch mit (unterstützten) Dips trainieren. Dips sind zwar per se eine Übung, bei der der Körper vertikal bewegt wird, wenn der Oberkörper bei der Übungsausführung jedoch nach vorn gebeugt wird und die dadurch primär beteiligte Muskulatur vom Trizeps auf die Brustmuskulatur verlagert wird, verlagert sich der Kraftverlauf eher in die Horizontale. Da bei Dips ein höherer Prozentsatz des eigenen Körpergewichts bewegt werden muss als bei Liegestützen, ist diese Übung entsprechend schwieriger auszuführen. Wer nicht in der Lage dazu ist, freie Dips oder Dips mit Unterstützung, zum Beispiel durch ein Widerstandsband, für die in der Kraftausdauerphase geforderte Wiederholungszahl durchzuführen, sollte sich besser an einer Variante des Push-ups orientieren.

Phase 3 – Muskelentwicklung: Die Königin aller Übungen im Bereich der Drückübungen für den Oberkörper ist das Bankdrücken mit der Langhantel. Hier ist allerdings zu beachten, dass diese Übung – vor allem wenn sie mit schwerem Gewicht ausgeführt wird – bei vielen Anwendern zu Schulterproblemen führen kann. Daher empfehle ich, besser auf eine Variante des Schrägbankdrückens mit einer mittleren Griffbreite auszuweichen. Hier kommt es seltener zu Problemen in der Schulter. Das liegt an dem veränderten Winkel, in dem das Gewicht über die Schulter bewegt wird.

Bewegungsmuster: Zugübungen für den Oberkörper

Ähnlich wie beim Bewegungsmuster der Drückübungen lassen sich auch bei den Zugübungen für den Oberkörper vertikale und horizontale Bewegungsrichtungen unterscheiden. Speziell die vertikalen Muster sind dabei für Anfänger tendenziell schwieriger zu trainieren.

Vertikale Zugübungen – Varianten für jede Trainingsphase		
Ebene	Phase	Übung
vertikal	Phase 1: motorische Kontrolle	negativer Klimmzug
vertikal	Phase 2: Kraftausdauer	unterstützter Klimmzug
vertikal	Phase 3: Muskelentwicklung	Chin-up

Phase 1 – motorische Kontrolle: Der klassische Klimmzug ist für das vertikale Bewegungsmuster im Bereich der Zugübungen das Nonplusultra. Gleichzeitig ist er auch eine der schwierigsten Übungen mit dem eigenen Körpergewicht. Für die wenigsten Sportlerinnen und Sportler ist es überhaupt möglich, mehrere Klimmzüge kontrolliert nacheinander ohne Schwung zu absolvieren. Die geforderte langsame Bewegungsausführung, mit der die motorische Kontrolle trainiert wird, macht dieses Vorhaben dann letztlich unmöglich. Aus diesem Grund wird bei der motorischen Kontrolle auf einen rein negativen Klimmzug gesetzt. Das bedeutet: Du stellst dich auf eine Box oder eine Trainingsbank, wenn du die Klimmzugstange greifst, sodass du hier in der Endposition der Übung startest. Das Kinn befindet sich oberhalb der Stange. Von hier aus lässt du dich langsam und kontrolliert über einen Zeitraum von drei bis vier Sekunden in die Ausgangsposition herabsinken. Pausiere dort für einige Sekunden, bevor du die nächste rein exzentrische Wiederholung ausführst.

Phase 2 – Kraftausdauer: Für den Kraftausdauerbereich eignet sich dann später, ähnlich wie bei den Dips, eine unterstützte Variante an einem Gerät oder mithilfe von Gummibändern. Alternativ besteht jedoch auch die Möglichkeit, mit einer Latzugmaschine oder einem Latzug am Kabelzug zu arbeiten, wobei du den Kabelzug bevorzugen solltest.

Phase 3 – Muskelentwicklung: Im Unterschied zum klassischen Klimmzug wird beim Chin-up, der in der Phase der Muskelentwicklung bevorzugt trainiert wird, etwas enger und vor allem im Untergriff gegriffen. Die Handinnenflächen zeigen bei der Übungsausführung dabei zum Körper. Wer kann, sollte nun auch damit beginnen, Chin-ups mit Zusatzgewicht zu absolvieren, jedoch nur dann, wenn die Bewegungen nach wie vor kontrolliert und über den vollen Bewegungsradius im vorgegebenen Bewegungstempo absolviert werden können.

Bei horizontalen Zugübungen empfehle ich folgende Progressionen:

Horizontale Zugübungen – Varianten für jede Trainingsphase		
Ebene	Phase	Übung
horizontal	Phase 1: motorische Kontrolle	einarmiges Kurzhantel-Rudern
horizontal	Phase 2: Kraftausdauer	Rudern am Kabelzug
horizontal	Phase 3: Muskelentwicklung	vorgebeugtes Langhantel-Rudern

Phase 1 – motorische Kontrolle: Eine sehr gute Übung, um die motorische Kontrolle in der horizontalen Zugbewegung zu trainieren, stellt das einarmige Kurzhantel-Rudern dar. Bei dieser Übung liegt die volle Konzentration der Bewegung jeweils auf nur einer Seite und es kann aus einer Dehnung der betroffenen Muskeln im Rücken bis zu einer vollen Kontraktion trainiert werden.

Phase 2 – Kraftausdauer: Für die Trainingsphase der Kraftausdauer eignet sich das Rudern am Kabelzug jedoch besser – einerseits, weil der Oberkörper in sitzender und freier Position durch den Core stärker stabilisiert werden muss, andererseits, weil bei der Arbeit mit dem Kabelzug eine konstante Spannung auf alle an der Bewegung beteiligten Muskeln einwirkt. Gerade beim Training der Kraftausdauer ist eine konstante Spannung wünschenswert.

Phase 3 – Muskelentwicklung: Geht es in Phase 3 um die Muskelentwicklung und die Steigerung der Intensität, ist das vorgebeugte Rudern mit der Langhantel die bevorzugte Übung. Hier können nicht nur hohe Lasten bewegt werden, sondern in dieser Variante sind gleichzeitig auch sehr viele Muskelgruppen beteiligt. Das gilt sowohl für eine statische als auch eine dynamische Übungsausführung.

Bewegungsmuster: Kniebeuge und Ausfallschritt

Die Bewegungsmuster von Kniebeuge und Ausfallschritt sind grundsätzlich sehr ähnlich. Der Hauptunterschied liegt darin, dass der Ausfallschritt sozusagen einbeinig absolviert wird und dadurch koordinativ anspruchsvoller ist und zusätzlich den Gleichgewichtssinn anspricht.

Kniebeugen – Varianten für jede Trainingsphase		
Ebene	Phase	Übung
Kniebeuge	Phase 1: motorische Kontrolle	Kniebeuge (ohne Gewicht)
Kniebeuge	Phase 2: Kraftausdauer	Goblet Squat
Kniebeuge	Phase 3: Muskelentwicklung	Kniebeuge mit Langhantel

Phase 1 – motorische Kontrolle: Die Kniebeuge, die auch als Air Squat bezeichnet wird, ist eine Übung, die in puncto Intensität für den Großteil aller Sportlerinnen und Sportler nicht sehr anspruchsvoll ist. Gleichzeitig ist sie jedoch optimal dazu geeignet, Schwachstellen im Bewegungsablauf zu erkennen und zu beseitigen. Auch wenn die Kniebeuge ohne externes Gewicht sehr leicht und intuitiv aussieht, ist der gesamte Bewegungsablauf recht komplex. Es ist daher wichtig, diesen Bewegungsablauf bestmöglich zu beherrschen, um später sicher und effektiv mit zusätzlichem Gewicht arbeiten zu können.

Phase 2 – Kraftausdauer: Wird die grundlegende Kniebeuge beherrscht und kann motorisch sauber ausgeführt werden, hilft der Goblet Squat, die Bewegung zu verfeinern und den Oberkörper aufrecht zu halten, auch wenn zusätzliches Gewicht hinzugenommen wird. Die Kniebeuge ist also keine Übung, die sich rein auf den Unterkörper bezieht. Beim Goblet Squat wird eine Kurzhantel oder eine Kettlebell auf Brusthöhe vor dem Körper gehalten, ähnlich wie bei einer klassischen Frontkniebeuge. Er stellt lediglich geringere Anforderungen an die Koordination und Beweglichkeit in den Schultern, der Brustwirbelsäule und den Handgelenken. Alternativ können im Goblet Squat die Fersen unterlegt werden, sodass sie höher als der Vorfuß am Boden stehen. Man bezeichnet diese Übung als Cyclist Goblet Squat. Dadurch wird ein größerer Bewegungsumfang ermöglicht, es fällt leichter, den Oberkörper aufrecht zu halten, die Mobilität der Sprunggelenke wird nach und nach verbessert, und der innere Anteil der Oberschenkelmuskeln wird verstärkt trainiert, was der Stabilität im Knie zugutekommt. Da beim Goblet Squat viel Spannung in vielen unterschiedlichen Bereichen des Körpers über einen verhältnismäßig langen Zeitraum aufrechterhalten werden muss, eignet sich diese Übung ideal für das Training der Kraftausdauer.

Phase 3 – Muskelentwicklung: In Phase 3 kommt nun die Königin aller Übungen ins Spiel. Bei der Frontkniebeuge, vor allem aber bei der konventionellen Kniebeuge mit der Langhantel können enorme Gewichte bewegt werden und es wird nahezu der ganze Körper trainiert. Um langfristig verletzungsfrei zu bleiben und bestmögliche Resultate mit dieser Übung zu erzielen, stellt das Beherrschen der optimalen Übungsausführung jedoch eine absolut entscheidende Grundlage dar. Viele Trainierende unterschätzen diesen Effekt und arbeiten zu schnell mit zu viel Gewicht an dieser hocheffektiven Übung.

Ausfallschritte – Varianten für jede Trainingsphase		
Ebene	Phase	Übung
Ausfallschritt	Phase 1: motorische Kontrolle	Ausfallschritt
Ausfallschritt	Phase 2: Kraftausdauer	Bulgarian Split Squat
Ausfallschritt	Phase 3: Muskelentwicklung	Walking Lunge

Phase 1 – motorische Kontrolle: Bei den Ausfallschritten geht es in erster Linie um das Halten des Gleichgewichts und eine Ausgewogenheit zwischen der Belastung beider Beine sowie um eine gute Mobilität in Hüfte und Sprunggelenken. Zur

Verbesserung der motorischen Kontrolle eignet sich der klassische Ausfallschritt im Stand (Standing Lunge). Hier ist vor allem darauf zu achten, dass der Oberkörper aufrecht und die Hüfte stabil und gerade bleibt. Vor allem bei dieser Übung hilft die langsame Bewegungsausführung dabei, das Gleichgewicht zu trainieren.

Phase 2 – Kraftausdauer: Für die Kraftausdauer kann der koordinative Anspruch des Ausfallschritts gesteigert werden, indem das hintere Bein auf einer Trainingsbank abgelegt wird. Bei der sogenannten bulgarischen Kniebeuge kann die Intensität durch das Halten einer Kurzhantel oder Kettlebell pro Hand noch einmal gesteigert werden.

Phase 3 – Muskelentwicklung: Walking Lunges eignen sich sehr gut, um nicht nur die Muskelentwicklung zu fördern, sondern auch um die hohe Intensität mit einem anspruchsvollen Bewegungsablauf zu kombinieren. Hier kann ebenfalls mit Kurzhanteln gearbeitet werden. Den höchsten Anspruch hat allerdings die Ausführung von Walking Lunges mit einer Langhantel, die auf dem Trapezmuskel abgelegt ist, ähnlich wie bei einer klassischen Kniebeuge.

Bewegungsmuster: Hüftstreckung

Das zweite Bewegungsmuster, bei dem der Unterkörper dominant trainiert wird, ist die Hüftstreckung. Hier können unterschiedliche Übungen einzeln ausgeführt oder kombiniert werden:

Hüftstreckübungen – Varianten für jede Trainingsphase		
Ebene	Phase	Übung
Hüftstreckung	Phase 1: motorische Kontrolle	Glute Bridge
Hüftstreckung	Phase 2: Kraftausdauer	Back Extension
Hüftstreckung	Phase 3: Muskelentwicklung	Kreuzheben mit Langhantel

Phase 1 – motorische Kontrolle: Beim Training der motorischen Kontrolle geht es in erster Linie darum, die Muskeln der hinteren Muskelkette gezielt ansteuern zu können. Dazu gehören vor allem der große Gesäßmuskel, die Muskeln der Oberschenkelrückseiten und des unteren Rückens. Eine Glute Bridge, die zunächst beidbeinig und später auch einbeinig durchgeführt werden kann, bildet hier die Basis. Im Laufe der Trainingswochen kann hier auch, ähnlich wie beim Hip Thrust, mit zusätzlichem Widerstand gearbeitet werden – entweder mit einer Kurzhantel, einer Kettlebell, Widerstandsbändern oder einer Langhantel.

Phase 2 – Kraftausdauer: Für das Training der Kraftausdauer eignet sich entweder der Hip Thrust oder die traditionelle Back Extension, mit oder ohne Gewicht. Bei dieser Übung wird die gesamte hintere Muskelkette unter einer stetigen Dauerbelastung gehalten und es werden hohe Spannungszustände in der Position der maximalen Kontraktion erzielt.

Phase 3 – Muskelentwicklung: Ist eine Ansteuerung der an der Hüftstreckung beteiligten Muskulatur möglich (motorische Kontrolle) und kann auch die Wirbelsäule unter Belastung in einer neutralen Position gehalten werden (Back Extensions), kann das Kreuzheben mit der Langhantel zur Muskelentwicklung und Steigerung der Intensität in den Trainingsplan aufgenommen werden. Diese Übung ermöglicht im Laufe der Zeit das Verwenden massiver Trainingsgewichte. Zudem wird, ähnlich wie bei der Kniebeuge, nahezu der gesamte Körper trainiert. Das Kreuzheben ist daher für fast jede Zielgruppe eine sehr funktionelle Übung.

Bewegungsmuster: Core-Stabilität

Ausreichend Stabilität und Kraft im Core ist hier das letztgenannte Bewegungsmuster, es ist jedoch nicht weniger wichtig als die zuvor genannten, ganz im Gegenteil. Eine hohe Core-Stabilität ist praktisch die Grundlage für jede zuvor aufgeführte Übung.

Core-Übungen – Varianten für jede Trainingsphase		
Ebene	**Phase**	**Übung**
Core	Phase 1: motorische Kontrolle	Front und Side Plank
Core	Phase 2: Kraftausdauer	Crunch am Schlingentrainer
Core	Phase 3: Muskelentwicklung	Beinheben aus dem Hang

Phase 1 – motorische Kontrolle: Bevor in den Phasen der Kraftausdauer und der Muskelentwicklung dynamische Übungen absolviert werden, ist eine statische Kontrolle des gesamten Core-Bereichs bedeutend. Hierfür eignen sich sämtliche Varianten der Plank ideal. Ziel sollte es sein, 60 bis 90 Sekunden in solider Halteposition unter voller Kontrolle und optimaler Übungsausführung zu verharren.

Phase 2 – Kraftausdauer: Sobald das möglich ist, können die Beine in einen Sling Trainer eingehängt werden, dabei stützt man sich wie beim Front-Leaning-Rest-Test (Seite 120) von den Ellbogen auf die Hände. Aus dieser Position werden die Knie dynamisch unter dem Körper in Richtung Brust geführt.

Phase 3 – Muskelentwicklung: Für eine maximale Muskelentwicklung eignet sich das Beinheben aus dem Hang hervorragend. Zunächst kann damit begonnen werden, die Knie in Richtung Ellbogen zu bewegen. Später kann die Übung intensiver gestaltet werden, indem die Zehenspitzen zur Stange, an der man sich festhält, gebracht werden.

Komplexe Bewegungsmuster

Alle zuvor vorgestellten Bewegungsmuster lassen sich zu weitaus anspruchsvolleren Übungen kombinieren, die meist entweder viel Stabilität oder eine explosive Ausführung erfordern. In der folgenden Tabelle werden einige dieser komplexen Bewegungsmuster in Form konkreter Übungen vorgestellt.

Komplexe Übungen – eine Kombination von zwei Bewegungsmustern		
Übung	Bewegungsmuster A	Bewegungsmuster B
Thruster	Kniebeuge	vertikales Drücken
Überkopfkniebeuge mit Langhantel	Kniebeuge	Core
Wall Ball	Kniebeuge	vertikales Drücken
Kettlebell Swing	Hüftstreckung	Core
Umsetzen mit Langhantel	Hüftstreckung	Core
Burpee	horizontales Drücken	Kniebeuge
Muscle-up	vertikales Ziehen	horizontales Drücken
Handstand	vertikales Drücken	Core

Progressionsstufen unterschiedlicher Bewegungsmuster

Um von Phase 1 zu Phase 4 zu gelangen, solltest du unterschiedliche Progressionsstufen bei der Übungsauswahl durchlaufen, um die einzelnen Bewegungsmuster bestmöglich zu kontrollieren und um eine optimale Performance ausprägen zu können. Wie das konkret aussehen kann, zeigen die Progressionsstufen der folgenden Bewegungsmuster beispielhaft.

Von leicht zu komplex – Grundübungen und ihre Steigerungen			
Stufe 1	Stufe 2	Stufe 3	Stufe 4
Kniebeuge	Goblet Squat	Frontkniebeuge mit Langhantel	Überkopfkniebeuge mit Langhantel
Glute Bridge	Back Extension	Kreuzheben	Kettlebell Swing
Liegestütz	unterstützter Dip	Bankdrücken mit Langhantel	Burpee
unterstützter Klimmzug	Klimmzug	Chin-up mit Gewicht	Muscle-up
einarmiges Kurzhantel-Schulterdrücken	Static Pike Push-up	Langhantel-Schulterdrücken	Push Press mit Kettlebells

Die Rolle von Isolationsübungen im Training

Eine Frage, die häufig gestellt wird, ist die nach dem Sinn von Isolationsübungen, wie etwa ein Bizeps-Curl oder das Trainieren an einer Beinbeuger-Maschine. Gemäß den bisher vorgestellten Prinzipien passen Übungen, bei denen ein einzelner Muskel isoliert trainiert wird, nicht in das Portfolio des Functional Bodybuilding. Dieses Trainingsmodell sollte jedoch nicht als Regelbuch angesehen werden. Functional Bodybuilding soll die grundlegenden Bewegungsmuster, für die der menschliche Körper gebaut ist, in den Vordergrund stellen und priorisieren. Das bedeutet nicht, dass nicht auch Isolationsübungen oder Rotationsübungen – letztgenannte meist im Kontext des Core-Trainings – ihre Berechtigung haben. Gerade Rotationsübungen können einen entscheidenden Unterschied bei der athletischen Entwicklung einer Person ausmachen. Auch für die Trainingsplanung im funktionellen Bodybuilding spielt Flexibilität eine Rolle, da diese eng verknüpft ist mit der Funktionalität – von der Flexibilität hängt die Möglichkeit ab, Gelenke über den vollen Funktionsradius bewegen zu können. Wenn bestimmte Isolationsbewegungen wichtiger Teil von Alltagsbewegungen einer Person darstellen, sollten diese selbstverständlich in den Trainingsplan aufgenommen werden. Empfehlenswert ist jedoch, mit komplexen mehrgelenkigen Übungen in ein Training zu starten und Isolationsübungen eher zum Ende des Trainings zu absolvieren. Wenn Isolationsübungen vor den komplexen und sehr viel anspruchsvolleren Übungen trainiert werden, bei der mehrere Muskelgruppen genutzt werden, kann eine Vorermüdung einzelner kleiner Muskeln, die durch Isolationsübungen zuvor trainiert wurden, zum limitierenden Leistungsfaktor werden.

Maschinen oder freie Gewichte?

Eine ebenfalls sehr häufig gestellte Frage ist, ob Maschinen oder freie Gewichte beim Functional Bodybuilding bevorzugt werden sollten. Grundsätzlich gilt: Übungen mit freien Gewichten sind in aller Regel die funktionelleren Übungen als Übungen an der Maschine. Das macht Übungen an der Maschine jedoch nicht nutzlos. Zwar sollte das Ziel immer darin bestehen, sich bestmöglich in Richtung funktioneller Bewegungsmuster mit freien Gewichten vorzuarbeiten, gleichzeitig können Übungen an Maschinen jedoch trotzdem sehr hilfreich und produktiv sein. Letztlich hängt immer alles von der motorischen Kontrolle und der Fähigkeit der Stabilisierung ab. Eine Person, die gerade erst mit dem Training beginnt, kann beispielsweise zunächst die motorische Kontrolle mithilfe einer klassischen Kniebeuge trainieren. Im weiteren Verlauf kann beim Training der Kraftausdauer eine Kombination aus einer Kniebeuge mit Gewicht in einer guten Multipresse geübt und mit Ausfallschritten mit dem eigenen Körpergewicht oder mit Goblet Squats kombiniert werden. Später kann dann beim Training zur Muskelentwicklung zu einer klassischen Kniebeuge mit der Langhantel gewechselt werden, um die Intensität zu steigern, und in Phase 4 kann eine Überkopfkniebeuge mit Langhantel den Schwierigkeitsgrad noch einmal erhöhen oder die Kniebeuge wird in Form eines Thruster mit der Langhantel mit dem Ausstoßen des Gewichts über Kopf kombiniert.

Die Frage ist also nicht, ob freie Gewichte oder Maschinen zu bevorzugen sind, sondern wie Maschinen einer Sportlerin oder einem Sportler helfen können, funktionellere Bewegungsmuster zu erlernen und/oder die angestrebten Trainingsziele zu realisieren.

Die Trainingsfrequenz

Ein wichtiger Trainingsparameter stellt die Häufigkeit des Trainings dar. Der Fokus sollte hier auf der Gesamtbelastung des Organismus liegen, aber auch auf den Trainingsreizen pro Bewegungsmuster und den beteiligten Muskelgruppen. Um die Trainingshäufigkeit pro Bewegungsmuster bestimmen zu können, ist es wichtig, sich ein passendes Ziel zu setzen. Eine Person, die den Status quo halten möchte, muss weniger häufig und in vielen Fällen auch weniger intensiv trainieren als eine Person, die das Maximum an Muskelentwicklung und Bewegungseffizienz erreichen will.

Lautet das Ziel maximaler Muskelaufbau, muss zunächst verstanden werden, welche Bedingungen dafür geschaffen werden müssen. Muskeln werden immer dann aufgebaut, wenn ein Trainingsreiz gesetzt wurde und gleichzeitig ausreichend Energie, Baumaterial und Regenerationszeit zur Verfügung steht. Beim Training werden mechanische oder metabolische Reize auf die Muskulatur gesetzt, die zu einem Anstieg der muskulären Proteinsynthese führen.[68] Das bedeutet: Ein Mechanismus zum Aufbau neuer Proteinstrukturen im trainierten Muskel wird in Gang gesetzt. Dieser Anstieg der Muskelproteinsynthese wird durch die essenziellen Aminosäuren verstärkt und hält zwischen 24 und 48 Stunden an, bevor die Rate der Proteinsynthese wieder zu ihrem ursprünglichen Level zurückkehrt.[69] Aus dieser Beobachtung heraus lässt sich schlussfolgern, dass es für eine optimale Muskelhypertrophie sinnvoll ist, alle Muskelgruppen mehrmals pro Woche zu trainieren. Betrachtet man den derzeitigen Kenntnisstand der Wissenschaft, scheint es sinnvoll, einen Muskel mindestens zweimal pro Woche zu trainieren.[70] Möglicherweise kann eine leicht höhere Frequenz pro Woche sogar zu noch besseren Ergebnissen führen – bei gleichem Belastungsumfang und identischer Belastungsintensität. Für die praktische Umsetzung bedeutet das, dass je nach zeitlicher Verfügbarkeit ein dreimal pro Woche durchgeführtes Ganzkörpertraining, ein viermal pro Woche absolviertes 2er-Split-Training (Ober- und Unterkörper werden beispielsweise getrennt trainiert) oder ein sechsmal pro Woche ausgeführtes 2er- oder 3er-Split-Training als ideal erscheint. Die Praxis zeigt jedoch auch, dass es für die meisten Menschen eher unrealistisch ist, sechsmal pro Woche zu trainieren. Wer das in seinem Alltag nicht einbauen kann, fährt gut mit drei Ganzkörpertrainings pro Woche oder vier wöchentlichen Trainingseinheiten nach dem 2er-Split-Prinzip. Sollte darüber hinaus noch Zeit für eine weitere Trainingseinheit frei werden, ist es empfehlenswert, diese Zeit in kardiovaskuläres Training zu investieren oder Alltagsbewegungen in höheren Intensitäten zu üben.

Das Trainingsvolumen

Sobald die Trainingshäufigkeit definiert wurde, muss das Trainingsvolumen bestimmt werden. Im Kapitel zu den einzelnen Trainingsphasen des funktionellen Bodybuildings wurde bereits teilweise auf den Trainingsumfang pro Übung und Bewegungsmuster eingegangen. Generell gilt jedoch bis zu einem bestimmten Punkt, dass mehr Trainingsvolumen auch zu mehr Muskelmasse führt. Das heißt, das Trainingsvolumen ist ein wichtiger Parameter zur Steuerung der Trainingsfortschritte. Zwar ist schon mit einem sehr geringen Volumen von nur vier Sätzen pro Muskelgruppe und Woche mit einem Zuwachs an Muskelmasse zu rechnen, sofern diese Belastung kontinuierlich und progressiv beibehalten wird, allerdings steigert sich die Effektivität in Bezug auf die Muskelentwicklung mit zunehmendem Umfang.[71] Das optimale Trainingsvolumen ist letztlich sehr schwer zu bestimmen und hängt von der Zielsetzung, dem Leistungsniveau, der Intensität des Trainings und der trainierten Muskelgruppen ab. Die Erfahrung zeigt jedoch, dass der *Sweet Spot* der meisten ambitionierten Freizeitsportler mit dem Ziel der Body Recomposition bei neun bis zwölf Sätzen pro Bewegungsmuster und Woche liegt.

Bei drei Ganzkörpertrainingseinheiten pro Woche reichen entsprechend drei Sätze pro Bewegungsmuster aus, um nahe in Richtung des anekdotischen Optimums zu gelangen. Bei einem 2er- oder 3er-Split sollten jeweils fünf bis sechs Sätze pro Bewegungsmuster eingeplant werden. Diese Empfehlungen des Trainingsvolumens beziehen die vierte Trainingsphase der Komplexität und Explosivität nicht mit ein, da es sich hierbei nicht um ein hypertrophiespezifisches Training handelt. Je nach Regenerationskapazität muss demnach bei der späteren Trainingsplanung Rücksicht auf die Gestaltung des Gesamtvolumens genommen werden.

Progressive Belastungssteigerung

Entscheidend für Fortschritt ist Progression. Das gilt letztlich für jeden einzelnen Bereich des Trainings und für jede Zielsetzung, bei der Fortschritte gemacht werden sollen. Das Training setzt damit nur einen Reiz, an den sich der Körper im Zuge der Regeneration spezifisch anpasst. Ein Trainingsreiz im Ausdauertraining wird zu einer anderen Anpassung führen als ein Trainingsreiz im Krafttraining. Ein Trainingsreiz, der in Phase 2 des funktionellen Bodybuildings gesetzt wird, wird eine andere Anpassung hervorrufen als ein Training in Phase 3. Wann immer jedoch eine Verbesserung der Leistung oder ein Fortschritt bei der Muskelentwicklung angestrebt wird, muss eine Progression in die Trainingsplanung eingebaut werden. Das kann auf unterschiedliche Art und Weise passieren und muss auch nicht immer linear vonstattengehen. Eine Steigerung des Belastungsumfangs über den Zeitraum von mehreren Wochen ist ebenso eine Progression wie das regelmäßige Erhöhen des Trainingsgewichts. Wer also Fortschritte erzielen möchte, muss sich verbessern. Wer immer auf einem gleichbleibenden Niveau verharrt, wird auch immer auf dem gleichen Leistungslevel bleiben.

Erzielte Fortschritte sind jedoch auch reversibel. Wer von einem sehr hohen Trainingsniveau kommt und plötzlich deutlich seltener oder weniger intensiv trainiert, wird Rückschritte machen. Auch das sind Anpassungen an die äußeren Gegebenheiten. Das heißt: Wer Fortschritte machen möchte, sollte mit Progressionen arbeiten. Wer den Status quo erhalten möchte, bleibt beim bisherigen Vorgehen. Da Progressionen jedoch nicht unendlich fortgesetzt werden können – schließlich ist es nicht möglich, die Trainingsgewichte oder das Trainingsvolumen bis ins Unendliche zu steigern – werden die Fortschritte entsprechend mit zunehmender Trainingserfahrung immer geringer. Wie viel eine Person dann bereit ist, an zusätzlichem Einsatz zu erbringen, obliegt jedem selbst. Progressive Belastungssteigerungen können wie folgt aussehen:

- Erhöhung des Trainingsgewichts, das heißt eine Steigerung der Trainingsintensität.
- Erhöhung des Trainingsvolumens pro Training und/oder Woche.
- Erhöhung der Trainingsfrequenz pro Bewegungsmuster/Muskelgruppe.
- Reduktion der Pausenzeiten zwischen zwei Sätzen.

Im Zuge einer guten Trainingsplanung werden im Idealfall möglichst viele unterschiedliche Progressionsmöglichkeiten angewandt, um immer wieder neue Trainingsreize setzen und dauerhaft Fortschritte erzielen zu können.

Die Trainingsintensität

Was genau bedeutet eigentlich »Trainingsintensität«? Im sportwissenschaftlichen Sinne wird die Trainingsintensität als ein prozentualer Anteil des One Repetition Maximums (1RM) definiert. Das 1RM stellt die Menge an Gewicht dar, die eine Person unter maximaler Anstrengung bei einer spezifischen Übung für eine einzige Wiederholung bewegen kann. Von diesem Gewicht werden dann Trainingszonen und Trainingsempfehlungen abgeleitet. Die sportwissenschaftliche Definition der Trainingsintensität bedeutet also: Je höher das Gewicht ist, mit dem trainiert wird, desto höher ist auch die Trainingsintensität.

Im funktionellen Bodybuilding und auch bei vielen anderen Trainingsmethoden wird hingegen mehr Wert auf die Ausbelastungsintensität gelegt. Damit ist die wahrgenommene Intensität in Bezug auf das Erreichen des Muskelversagens gemeint, also eine Ermüdung, ab der keine weitere Wiederholung mehr möglich ist. Selbstverständlich ist das eine sehr subjektive Einschätzung, die meist mit der Rate of Perceived Exertion (RPE) beschrieben wird. Dabei schätzt der Trainierende auf einer Skala von 1 bis 10 ein, wie intensiv eine Belastung wahrgenommen wird.

Wenn eine Person beispielsweise 15 Liegestütze mit einem Bewegungstempo von 3/0/1/0 ausführen kann und nach dem zehnten Liegestütz nicht in der Lage dazu, ist die elfte Wiederholung sauber und vollständig auszuführen, entsprechen diese 15 Liegestütze einer RPE von 10. Jede Reduktion der RPE um einen Punkt kann grob mit der Reduktion von ein bis zwei Wiederholungen gleichgesetzt werden. Das heißt: RPE 9 entspricht etwa 13 bis 14 Wiederholungen, RPE 8 sind 12 bis 13 Wiederholungen und so weiter. In der Trainingspraxis wird häufig auch von Reps in Reserve (RIR) gesprochen. Damit werden Wiederholungen bezeichnet, die noch »im Tank« sind, das heißt, die der oder die Trainierende sozusagen in petto hat, ohne sie auszuführen. Ein Trainingssatz mit RIR 2 wird also beispielsweise dann beendet, wenn die Person das Gefühl hat, noch etwa zwei

Wiederholungen mit dem verwendeten Gewicht und einer sauberen Technik absolvieren zu können.

Beim funktionellen Bodybuilding wird empfohlen, ein Gewicht zu verwenden, das im ersten Satz im Bereich RPE 7 oder RIR 2 bis RIR 3 entspricht. Das bedeutet: Im ersten Satz fühlt sich das Gewicht bereits fordernd, aber nicht zu schwer an. In den Folgesätzen steigt die RPE beziehungsweise es sinken die RIR – aufgrund der sich akkumulierenden Ermüdung aus den Sätzen zuvor. Ein gleichbleibendes Gewicht über drei Sätze hinweg könnte sich gemäß der subjektiv bewerteten Ausbelastungsintensität also wie folgt anfühlen:

Satz 1: 8 × 70 kg Trainingsgewicht (RPE 7)
Satz 2: 8 × 70 kg Trainingsgewicht (RPE 8)
Satz 3: 8 × 70 kg Trainingsgewicht (RPE 9)

Werden in der Trainingseinheit darauf die Satzpausen im Zuge einer progressiven Belastungssteigerung gekürzt, verändert sich möglicherweise auch die subjektiv wahrgenommene Ausbelastungsintensität:

Satz 1: 8 × 70 kg Trainingsgewicht (RPE 7)
Satz 2: 8 × 70 kg Trainingsgewicht (RPE 9)
Satz 3: 8 × 70 kg Trainingsgewicht (RPE 10)

Funktionelles Bodybuilding bedeutet also nicht nur, funktionelle Bewegungsmuster in den Mittelpunkt der Trainingsplanung zu stellen, sondern auch ein gutes Körpergefühl in Bezug auf die eigene Leistungsfähigkeit und Progressionsmöglichkeiten zu entwickeln. Ähnlich wie bei der flexiblen Diätführung geht es also nicht um Perfektion oder absolute Zahlen, sondern darum, die Bedürfnisse des eigenen Körpers verstehen und einzelne Prinzipien der Trainingslehre sinnvoll anwenden zu lernen, die schlussendlich in ihrer gesamtheitlichen kontinuierlichen Anwendung zum Ziel führen.

Trainingspläne im funktionellen Bodybuilding – ausgewählte Beispiele für jedes Level

Funktionelles Bodybuilding orientiert sich an Prinzipien, nicht an festen und rigiden Regeln und Vorschriften. Entsprechend können Trainingspläne im Functional Bodybuilding ganz unterschiedlicher Natur sein und sollten sich an der Zielsetzung und dem Alltag einer Person orientieren. Anbei finden sich unterschiedliche Beispielpläne mit entsprechenden Progressionsvorschlägen.

Beispieltrainingsplan mit Progressionen: Functional Bodybuilding – Einsteiger	
Ziel	Kraftausdauer
Satzzahl pro Übungskombination	2
Satzpausen	60 Sekunden
Wiederholungen pro Übung	8–12
Übungstempo	2/0/2/0
Intensität	RPE 7+
Trainingseinheiten pro Woche	3
Art des Trainings	Ganzkörpertraining

Beispieltrainingsplan mit Progressionen: Functional Bodybuilding – Einsteiger	
Ausgewählte Übungen	› Beinpresse + Ausfallschritt (Kniebeugen und Ausfallschritte) › unterstützter Dip + Liegestütz (horizontales Drücken) › unterstützter Klimmzug + Australian Pull-up (vertikales und horizontales Ziehen) › einarmiges Kurzhantel-Schulterdrücken + Static Pike Push-up (vertikales Drücken) › Glute Bridge + Back Extension (Hüftstreckung) › Front Plank + Side Plank (Core)

Beispieltrainingsplan mit Progressionen: Functional Bodybuilding – Fortgeschrittene	
Ziel	ganzheitliche Entwicklung
Satzzahl pro Übungskombination	3
Satzpausen	60 Sekunden
Wiederholungen pro Übung	8–12
Übungstempo	2/0/2/0
Intensität	RPE 7+
Trainingseinheiten pro Woche	3
Art des Trainings	Ganzkörpertraining
Ausgewählte Übungen Tag 1	› A1) einarmiges Kurzhantel-Schulterdrücken (vertikales Drücken) › A2) 60 Sekunden Front Plank (Core)

Beispieltrainingsplan mit Progressionen: Functional Bodybuilding – Fortgeschrittene	
Ausgewählte Übungen Tag 1	› A3) einarmiges Kurzhantel-Rudern (horizontales Ziehen) › B1) Chin-up (vertikales Ziehen) › B2) Pike Push-up (vertikales Drücken) › C1) Liegestütz mit Beinen im Schlingentrainer (horizontales Drücken) › C2) Burpee (komplexe Übung)
Ausgewählte Übungen Tag 2	› A1) Frontkniebeuge mit Langhantel (Kniebeuge) › A2) Back Extension mit Zusatzgewicht (Hüftstreckung) › A3) Wall Ball (komplexe Übung) › B1) Walking Lunge (Ausfallschritte) › B2) Wadenheben mit Kurzhanteln (Isolationsübung)

Beide Trainingspläne werden jeweils zweimal wöchentlich ausgeführt. Übungsabfolge: Absolviere zunächst alle A-Übungen nacheinander. Halte anschließend die angegebene Pause ein, bevor du die nächste Runde der Triple- oder Supersätze absolvierst. Hast du alle Sätze der A-Übungen absolviert, wechselst du zu den B-Übungen und so weiter.

Beispieltrainingsplan mit Progressionen: Functional Bodybuilding – Schwerpunkt Hypertrophie	
Ziel	ganzheitliche Entwicklung
Satzzahl pro Übungskombination	2–4
Satzpausen	90 Sekunden
Wiederholungen pro Übung	8–12
Übungstempo	3/0/1/0

Beispieltrainingsplan mit Progressionen: Functional Bodybuilding – Schwerpunkt Hypertrophie	
Intensität	RPE 7+
Trainingseinheiten pro Woche	3
Art des Trainings	Ganzkörpertraining
Ausgewählte Übungen Tag 1	› A1) Schrägbankdrücken mit Langhantel (horizontales Drücken) › A2) Rudern am Schlingentrainer (horizontales Ziehen) › B1) Ring Push-up (horizontales Drücken + Core) › B2) Farmer's Carry mit Kettlebells (20 bis 30 Meter weit, schwer) (komplexe Übung) › B3) Bizeps-Curl am Schlingentrainer (Isolationsübung + Core)
Ausgewählte Übungen Tag 2	› A1) Frontkniebeuge mit Langhantel (Kniebeuge) › A2) Glute-Ham Raise (Isolationsübung + Core) › B1) Umsetzen mit Langhantel (komplexe Übung) › B2) Box Jump (explosive Übung) › B3) Side Plank (Core)
Ausgewählte Übungen Tag 3	› A1) Chin-up (vertikales Ziehen) › A2) Langhantel-Schulterdrücken (vertikales Drücken) › B1) alternierendes Kurzhantel-Bankdrücken (horizontales Drücken) › B2) einarmiges Kurzhantel-Rudern (horizontales Ziehen) › B3) Toes-to-Bar (komplexe Übung)
Ausgewählte Übungen Tag 4	› A1) Kreuzheben mit Langhantel (Hüftstreckung) › A2) Goblet Squat (Kniebeuge) › B1) Walking Lunge mit Kurzhanteln (Ausfallschritte) › B2) Man Maker (komplexe Übung) › C) 4-mal 60 Sekunden Kettlebell Swing (schwer) (komplexe Übung)

Alle Übungen im Überblick

1.
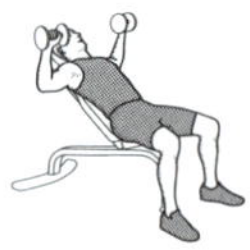

2.
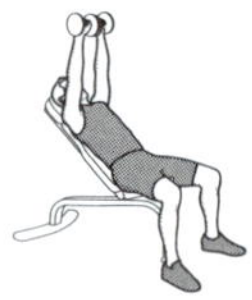

Alternierendes Kurzhantel-Bankdrücken

1. Die Rückenlehne der Trainingsbank auf die gewünschte Position stellen. Die Hanteln auf Schulterhöhe halten.
2. Beide Arme strecken und das Gewicht nach oben drücken, bis sich die Kurzhanteln über dem Oberkörper berühren.

Variante: Für mehr Stabilität des Rumpfes können die Hanteln abwechselnd mit dem rechten und dem linken Arm einzeln nach oben gedrückt werden.

1.
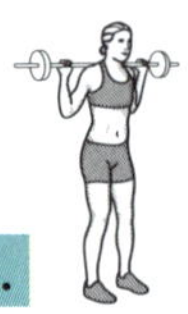

2.
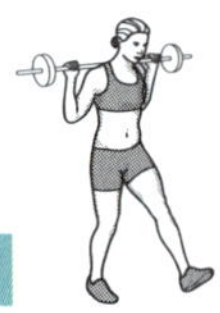

3.
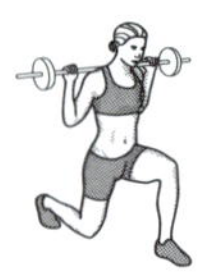

Ausfallschritt

1. Einen aufrechten Stand einnehmen, die Füße sind hüftbreit geöffnet. Die Langhantel hinter dem Kopf auf dem oberen Rücken beziehungsweise den Schultern positionieren und halten.
2. Der Ausfallschritt kann aus dem Stand abwechselnd mit dem rechten und dem linken Bein oder auch dynamisch im Vorwärtsgehen durchgeführt werden.
3. Nach vorn tief kommen, sodass das hintere Knie fast den Boden berührt.

Variante: Die Übung kann auch mit einer Kurzhantel in jeder Hand ausgeführt werden.

1.
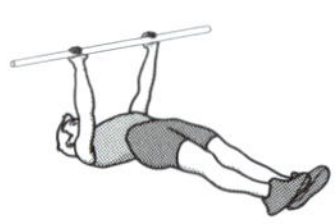

2.
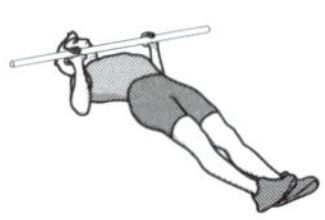

Australian Pull-up

1. Unter einer waagerechten Stange liegend mit schulterbreit gestreckten Armen an die Stange hängen.
2. Durch Beugen der Ellbogen und aktives Zurückziehen der Oberarme den Körper anheben und nach oben ziehen. Dann kontrolliert zurück in die Ausgangsposition absenken.

Variante: Die Übung kann alternativ an einem Schlingentrainer ausgeführt werden.

1.
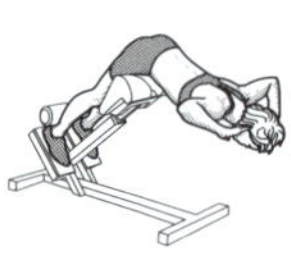

Back Extension

1. Die Fußpolster sind knapp oberhalb der Ferse positioniert. Das Hüftpolster sollte so eingestellt werden, dass der Oberkörper in der Leiste (Hüftgelenk) bequem nach vorn abknicken kann. Den Oberkörper in der Startposition gestreckt halten.

2. Den Oberkörper etwas anheben. 15 bis 20 Zentimeter sind ausreichend. Für ein intensiveres Training kann der Bewegungsradius auch größer gewählt werden.

Variante: Um die Übung schwieriger zu gestalten, eine Gewichtsscheibe oder eine Kurzhantel vor dem Brustkorb halten.

2.
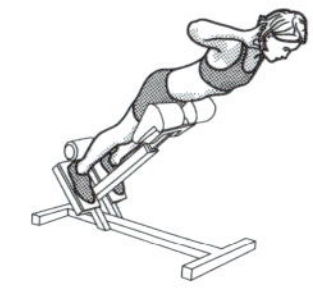

Bankdrücken mit Langhantel

1. Auf der flach eingestellten Trainingsbank die Langhantel mit beiden Händen schulterbreit greifen.
2. Die Hantel langsam und kontrolliert auf die Brust absenken und wieder nach oben drücken.

Variante: Für das Schrägbankdrücken mit Langhantel die Trainingsbank auf 30 bis 45 Grad einstellen.

1.
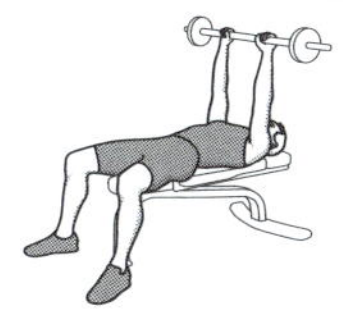

2.
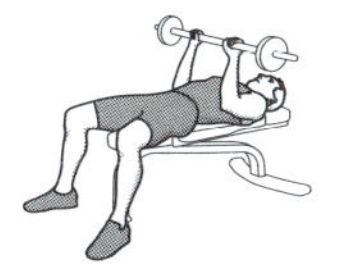

Beinheben aus dem Hang

1. Mit beiden Armen etwa schulterbreit an eine Stange hängen.
2. Mit möglichst wenig Schwung beide Knie gleichzeitig an die Brust bringen. Dabei die Arme möglichst gestreckt lassen. Anschließend wieder kontrolliert in die Ausgangsposition zurückkehren.

1.
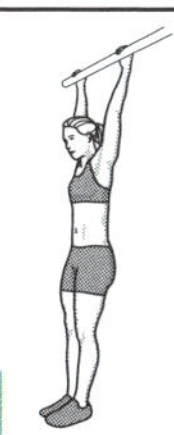

2.
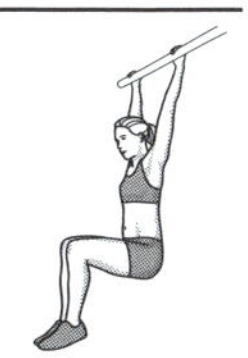

Beinpresse

1. Die Füße auf der Plattform und das Gesäß in der Kerbe zwischen Sitz- und Rückenpolster positionieren. Knie und Hüften sind gebeugt, die Oberschenkel liegen fast am Oberkörper an.
2. Das Gewicht durch Strecken der Knie und Hüften mit den Füßen wegdrücken.

1.
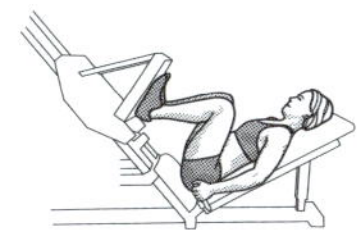

2.
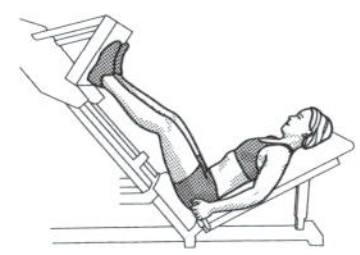

Bizeps-Curl am Schlingentrainer

1. Einen Schlingentrainer auf Brusthöhe einstellen und die Schlaufen fest greifen. Den Körper gestreckt so weit nach hinten neigen, bis die Arme gestreckt sind. Je aufrechter der Körper, desto einfacher ist die Übung.
2. Die Körperspannung halten und durch die Beugung der Arme die Brust bis zu den Ringen ziehen. Die Arme bleiben eng am Körper. Anschließend wieder kontrolliert in die Ausgangsposition absenken.

1.
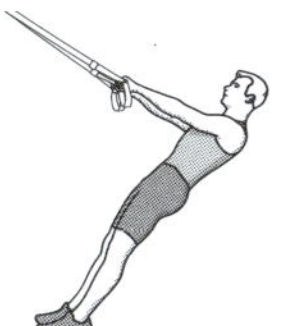

2.
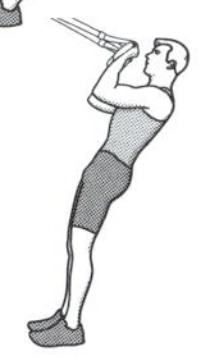

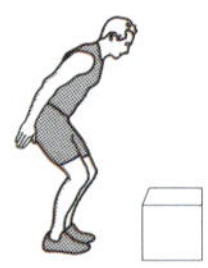

1.

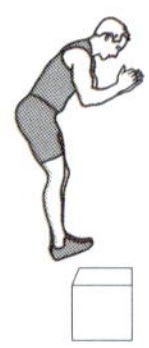

2.

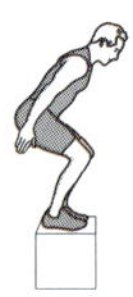

3.

Box Jump

1. Aufrecht vor einen stabilen Kasten stellen. Kurz vor dem Sprung in die Knie gehen, die Arme nach hinten nehmen, um Schwung zu holen.
2. Mit einer Ausholbewegung schwungvoll auf den Kasten springen.
3. Oben Beine und Hüften strecken, absteigen und wiederholen.

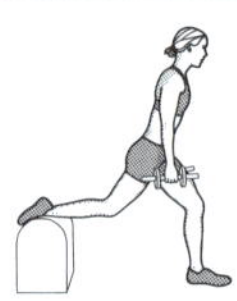

1.

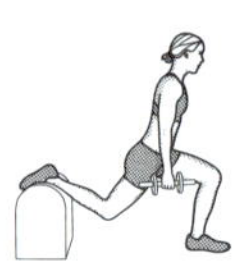

2.

Bulgarian Split Squat

1. In Schrittposition den Fußspann des hinteren Beins auf einer Trainingsbank oder einer stabilen Kiste ablegen. Die Hanteln seitlich am Körper halten. Alternativ mit einer Langhantel auf den Schultern ausführen.
2. Das vordere Bein beugen, bis das Becken knapp oberhalb des Kniegelenks ist. Das Bein wieder strecken und wiederholen.

Burpee

1. Einen aufrechten hüftbreiten Stand einnehmen.
2. In die Hocke kommen und die Hände schulterbreit auf dem Boden aufsetzen.
3. Aus der Hocke sofort mit beiden Füßen nach hinten in den Liegestütz springen und kurz die Brust am Boden ablegen. Die Hände bleiben aufgestützt.
4. Mit den Füßen zurück nach vorn in die Hocke springen.
5. In den hüftbreiten Stand aufrichten.

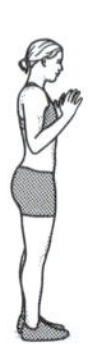

1.

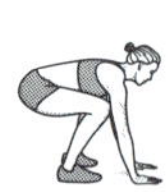

2.

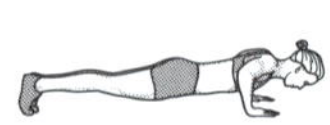

3.

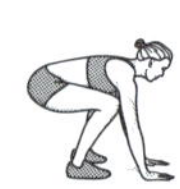

4.

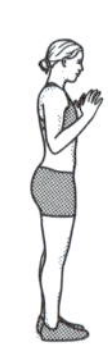

5.

Crunch am Schlingentrainer

1. In Bauchlage die Füße in den Schlingen positionieren und die Unterarme aufstützen.
2. Beide Knie nach vorn unter den Oberkörper ziehen und wieder strecken.

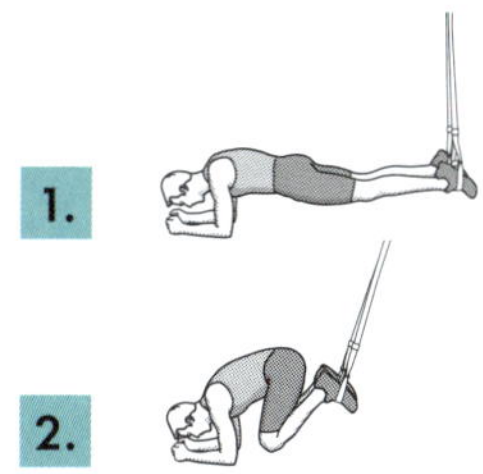

Einarmiges Kurzhantel-Rudern

1. In Schrittposition den Oberkörper nach vorn neigen und eine Hand auf dem vorderen Oberschenkel abstützen oder auf den Rücken legen. In der anderen Hand die Hantel am langen Arm nach unten halten.
2. Die Hantel senkrecht nach oben ziehen. Dabei den Oberkörper seitlich aufdrehen, sodass der Arm mit gebeugtem Ellbogen nach hinten oben zieht. Beim Absenken der Hantel den Oberkörper wieder in die Mitte zurückdrehen.

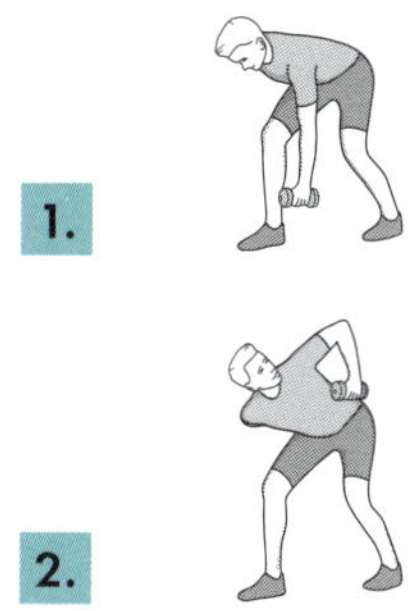

Einarmiges Kurzhantel-Schulterdrücken

1. Einen aufrechten Stand einnehmen, die Füße sind hüftbreit geöffnet. Jeweils eine Kurzhantel greifen und die Arme seitlich auf Schulterhöhe anwinkeln, die Handflächen zeigen nach vorn.
2. Die Hanteln im Wechsel nach oben drücken.

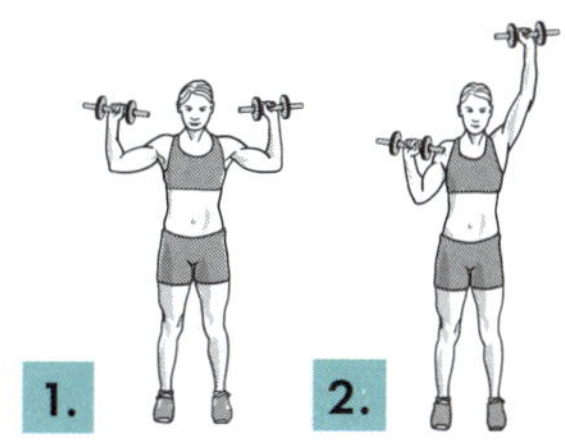

Farmer's Carry mit Kettlebells

Einen aufrechten hüftbreiten Stand einnehmen. Je eine Kurzhantel oder Kettlebell in den Händen halten. Die Wirbelsäule möglichst aufrecht halten, die Rumpfmuskulatur durchgehend leicht anspannen und die Schultern nach hinten ziehen. Im Schritttempo die geforderte Strecke gehen.

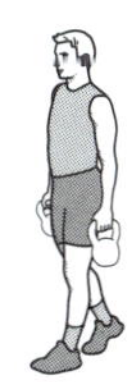

Front Plank

In der Bauchlage Unterarme und Fußspitzen auf dem Boden aufstellen. Die Unterarme fest in den Boden drücken und den gesamten Körper anheben. Den Rücken nicht durchhängen lassen, der Körper bildet eine Linie. Die geforderte Zeitdauer in dieser Position bleiben.

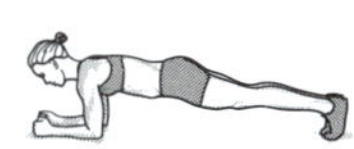

Variante: Abwechselnd ein Bein leicht vom Boden abheben.

Frontkniebeuge mit Langhantel

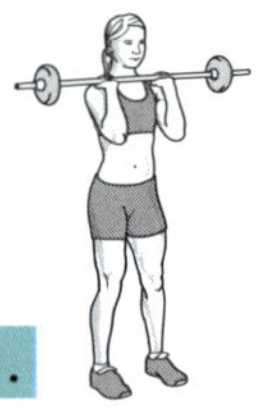

1.

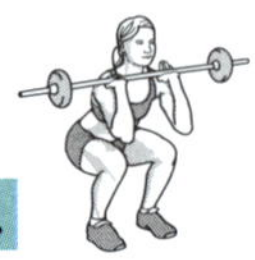

2.

1. Einen aufrechten Stand einnehmen, die Füße sind hüftbreit geöffnet. Die Langhantel vor dem Kopf auf den Schultern positionieren und halten. Da das Gewicht vorn liegt, wird die hintere Muskelkette stärker aktiviert.
2. Die Knie kontrolliert beugen, bis das Becken etwa auf Kniehöhe ist. Der Rücken bleibt lang und gestreckt. Die Beine wieder strecken und in die Ausgangsposition zurückkehren.

Glute Bridge

1.

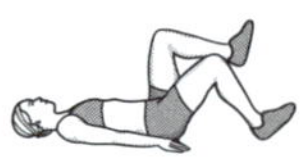

2.

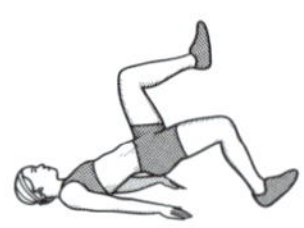

1. Auf den Rücken legen. Eine Ferse aufsetzen, sodass sich das Knie auf dieser Seite im rechten Winkel befindet. Das andere Bein angewinkelt anheben, sodass der Oberschenkel senkrecht nach oben zeigt.
2. Das Becken so weit wie möglich nach oben schieben. Danach bis knapp über den Boden wieder absenken. Nach einem Satz die Seite wechseln.

Glute-Ham Raise

1.

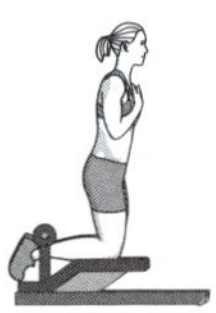

2.

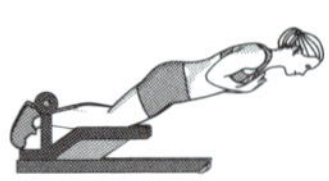

1. In einen Glute-Ham-Developer knien. Der Oberkörper ist aufrecht, die Rumpfmuskulatur fest. Die Arme gekreuzt vor der Brust halten.
2. Den Oberkörper in gestreckter Position langsam nach vorn absenken, bis sich der Oberkörper möglichst parallel zum Boden befindet. Anschließend durch Beugung der Knie zurück in die Ausgangsposition drücken.

Goblet Squat

1.

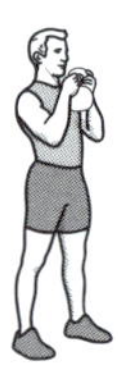

2.

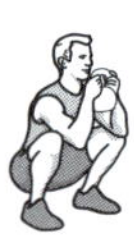

1. Einen aufrechten hüftbreiten Stand einnehmen. Eine Kettlebell oder eine Kurzhantel mit beiden Händen greifen und auf Brusthöhe nah am Körper halten.
2. Eine möglichst tiefe Kniebeuge ausführen. Dabei das Gesäß leicht nach hinten schieben und die Knie etwas nach außen schieben. Das Gewicht auf dem Mittelfuß verteilen. Idealerweise ist die Endposition eine möglichst tiefe Hocke.

Handstand

An einer Wand in den Handstand aufschwingen und die Arme gestreckt halten. Die Fersen ruhen an der Wand. Die Position für die angegebene Zeit halten.

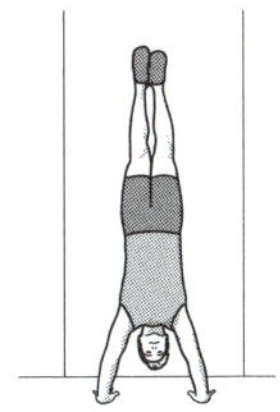

Kettlebell Swing

1. Einen schulterbreiten Stand einnehmen und eine Kettlebell zwischen die Füße stellen. Hüften und Knie beugen und mit geradem Rücken mit beiden Händen die Kettlebell greifen und anheben.
2. Durch explosives Strecken der Hüfte die Kettlebell nach vorn bis auf Schulterhöhe schwingen.
3. Die Hüften beugen und die Kettlebell zwischen den Beinen nach hinten und direkt im Anschluss in einer dynamischen Bewegung wieder nach oben schwingen. Der Rücken bleibt während der gesamten Durchführung gerade.

1.
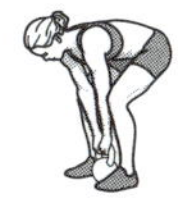

2.
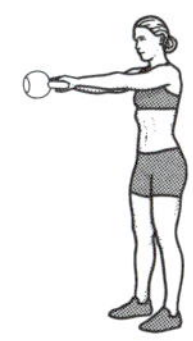

3.
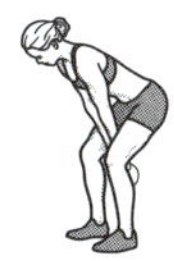

Klimmzug/Chin-up

1. Mit etwa schulterbreit geöffneten Händen im Obergriff an eine Stange hängen. Die Handflächen zeigen vom Körper weg.
2. Den Körper nach oben ziehen, bis sich das Kinn über der Stange befindet. Anschließend den Körper wieder kontrolliert absenken.

Variante: Beim Chin-up die Stange im Untergriff greifen. Um die Übung noch schwieriger zu gestalten, einen Gürtel um die Taille schnallen, an dem eine Gewichtsscheibe befestigt ist.

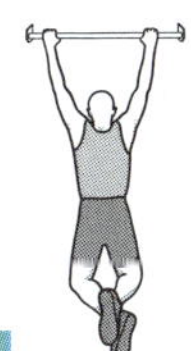
1.

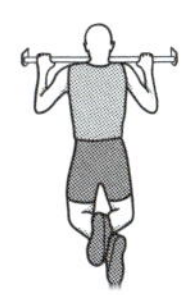
2.

Kniebeuge

1. Einen aufrechten Stand einnehmen, die Füße sind hüftbreit geöffnet.
2. Die Knie kontrolliert beugen, bis sich das Becken ungefähr auf Kniehöhe befindet. Dann die Beine wieder strecken und in die Ausgangsposition zurückkehren.

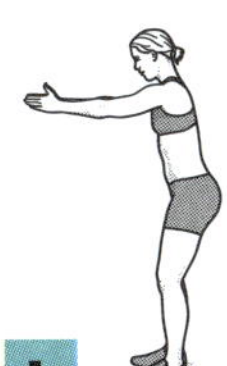
1.

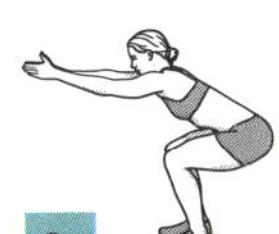
2.

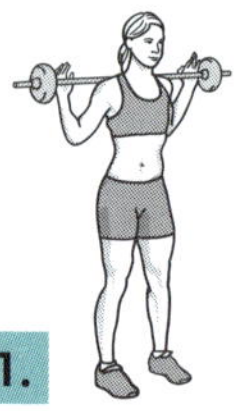
1.
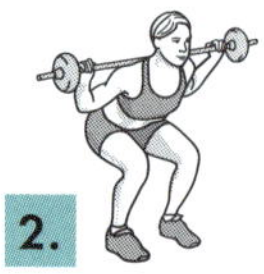
2.

Kniebeuge mit Langhantel

1. Einen aufrechten Stand einnehmen, die Füße sind hüftbreit geöffnet. Die Langhantel hinter dem Kopf auf dem oberen Rücken beziehungsweise den Schultern positionieren und halten. Da das Gewicht hinten liegt, wird die vordere Muskelkette stärker aktiviert.
2. Die Knie kontrolliert beugen, bis sich das Becken ungefähr auf Kniehöhe befindet. Dann die Beine wieder strecken und in die Ausgangsposition zurückkehren.

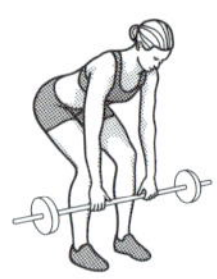
1.
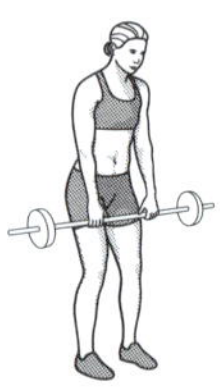
2.

Kreuzheben mit Langhantel

1. Vor eine Langhantel stellen. Dann die Knie beugen, den Oberkörper mit geradem Rücken nach vorn neigen und mit gestreckten Armen die Stange etwa schulterbreit greifen. Der Blick ist schräg nach vorn zum Boden gerichtet. Die Rumpfmuskulatur ist angespannt. Die Langhantel anheben.
2. Die Langhantel durch kontrolliertes Strecken der Hüften und Aufrichten des Oberkörpers bis auf Hüfthöhe anheben. Rücken und Arme bleiben während der gesamten Bewegung gestreckt. Nach vollständiger Hüftstreckung die Stange wieder kontrolliert zum Boden bringen.

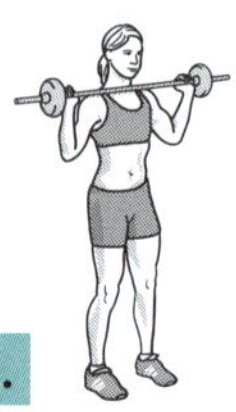
1.
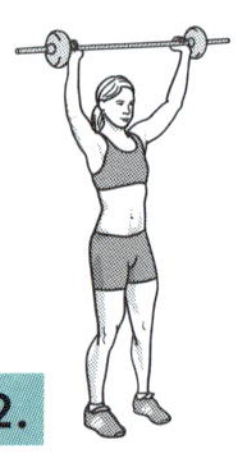
2.

Langhantel-Schulterdrücken

1. Einen aufrechten Stand einnehmen. Die Füße sind hüftbreit geöffnet, die Knie leicht gebeugt. Die Langhantel vor der Brust auf Schulterhöhe halten. Die Körpermitte durch Anspannung der Bauchmuskeln stabilisieren.
2. Beide Arme nach oben strecken und die Langhantel über den Kopf drücken. Danach die Hantel wieder in die Ausgangsposition zurückbringen.

1.
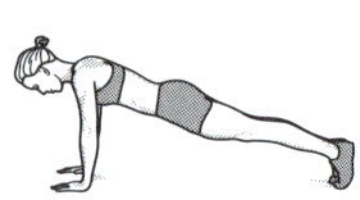
2.
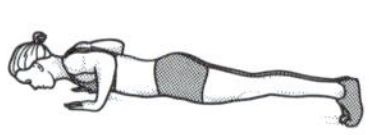

Liegestütz

1. In der Stützposition die Hände schulterbreit platzieren und die Beine strecken.
2. Die Ellbogen beugen und den Körper möglichst weit absenken. Danach wieder nach oben drücken.

Variante: Um die Übung einfacher zu gestalten, die Knie auf dem Boden ablegen.

Liegestütz mit Beinen im Schlingentrainer

1. In der Stützposition mit den Füßen in einem Schlingentrainer abgelegt die Hände schulterbreit platzieren. Die Beine sind gestreckt.
2. Die Ellbogen beugen und den Körper möglichst weit absenken. Danach wieder nach oben drücken, bis die Arme gestreckt sind.

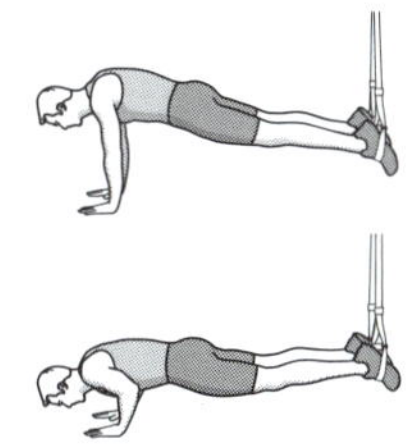

1. 2.

Man Maker

1. Einen aufrechten hüftbreiten Stand einnehmen.
2. In die Hocke kommen und die Hände schulterbreit auf dem Boden aufsetzen.
3. Aus der Hocke sofort mit beiden Füßen nach hinten in den Liegestütz springen und kurz die Brust am Boden ablegen. Die Hände bleiben aufgestützt.
4. Abwechselnd für je eine Wiederholung einen Arm gebeugt nach hinten oben anheben.
5. Mit den Füßen wieder nach vorn in die Hocke springen.
6. Explosiv aus der Hocke aufstehen und einen Sprung anschließen. Von vorn beginnen.

Variante: Um den Schwierigkeitsgrad zu steigern, die Übung mit Kurzhanteln ausführen.

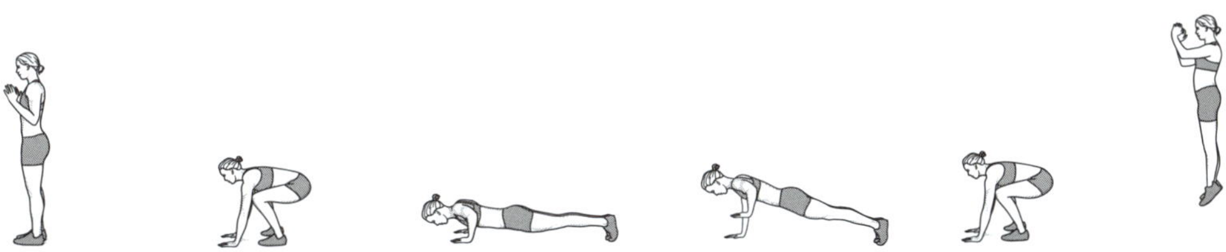

1. 2. 3. 4. 5. 6.

Muscle-up

1. Mit etwa schulterbreit geöffneten Händen im Obergriff an eine Stange hängen. Die Handflächen zeigen nach vorn.
2. Schwung holen und den Körper in eine Stützposition auf der Stange bringen. Die Arme strecken. Anschließend kontrolliert in die Ausgangsposition absenken.

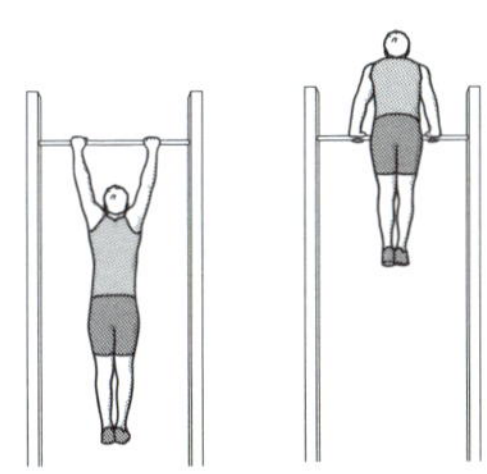

1. 2.

Negativer Klimmzug

1. Mit etwa schulterbreit geöffneten Händen im Obergriff eine Stange greifen. Die Handflächen zeigen nach vorn.
2. Durch einen aktiven Sprung in die Endposition eines Klimmzugs bringen. Anschließend den Körper langsam und kontrolliert in die Ausgangsposition zurückbringen.

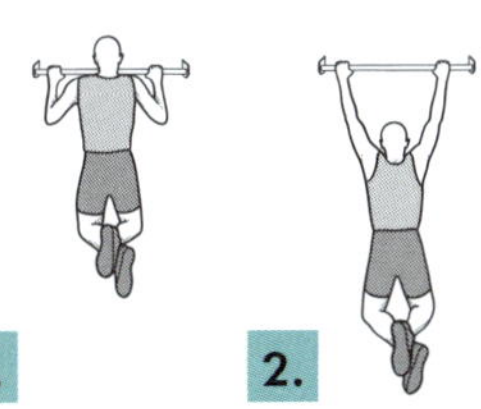

1. 2.

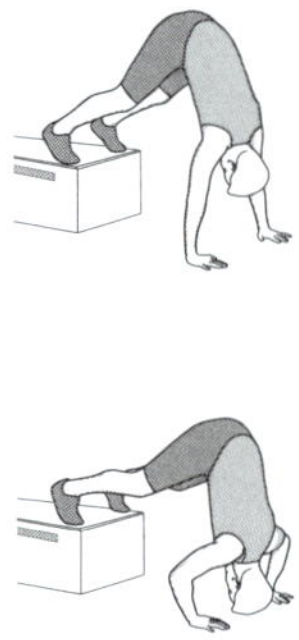

1.

2.

Pike Push-up

1. Die Fußspitzen auf einer stabilen Kiste oder einem Stuhl aufsetzen und mit den Händen schulterbreit auf dem Boden abstützen. Den Körper zunächst in einer Linie strecken. Mit den Händen in Richtung Füße wandern, bis sich die gestreckten Arme unter den Schultern befinden und der Oberkörper fast senkrecht steht. Der Kopf befindet sich zwischen den Armen.
2. Die Arme beugen und den Oberkörper langsam absenken, bis der Kopf fast den Boden berührt. Dann die Arme wieder strecken.

Variante: Beim Static Pike Push-up wird Position 1 lediglich statisch gehalten. Es findet keine dynamische Bewegung der Arme statt.

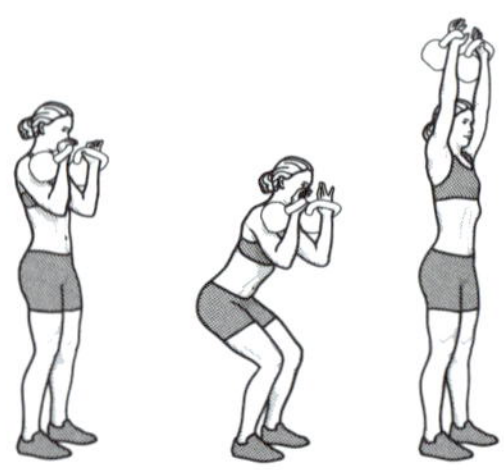

1. 2. 3.

Push Press mit Kettlebells

1. Zwei Kettlebells vom Boden aufnehmen. Schwungvoll wie beim Kettlebell Swing bis auf Brusthöhe nach oben reißen und umsetzen. Die Kettlebells ruhen in den Händen, das Gewicht liegt auf den vorderen Schultern.
2. Um Schwung für das Nach-oben-Drücken zu holen, zuerst die Knie leicht beugen.
3. Kraftvoll die Knie strecken und die Kettlebells über den Kopf drücken, bis die Arme komplett gestreckt sind. Die Kettlebells wieder kontrolliert auf die Schultern absenken.

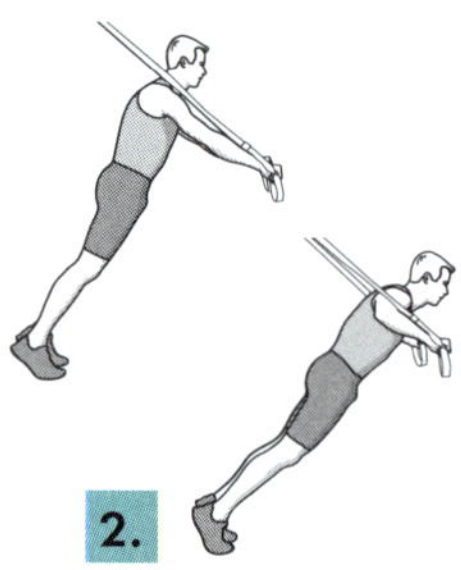

1.

2.

Ring Push-up

1. Mit gestreckten Armen Schlingen oder Turnringe greifen und den ganzen Körper nach vorn neigen. In dieser Position stabilisieren und halten.
2. Die Arme beugen und seitlich am Körper nach hinten ziehen. Dabei verstärkt sich die Vorneigung des Körpers. Durch Strecken der Arme nach vorn den Körper wieder in die Ausgangsposition zurückbringen.

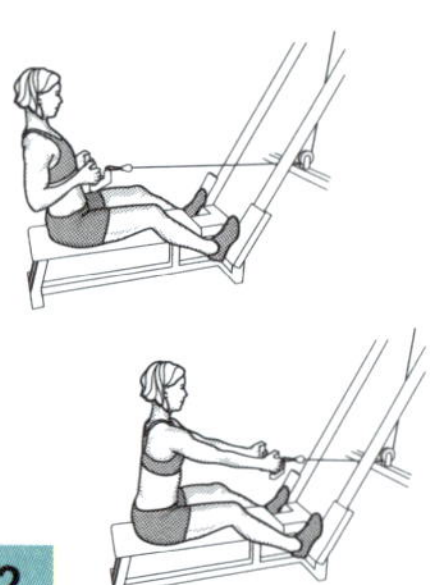

1.

2.

Rudern am Kabelzug

1. Im aufrechten Sitz die Griffe eines Kabelzugs mit gestreckten Armen greifen. Die Beine sind leicht gebeugt.
2. Den Zug mit beiden Händen halten und an den aufgerichteten Oberkörper heranziehen (zwischen Bauchnabel und Brustbein). Dabei den Oberkörper etwas nach hinten neigen. Zum Absenken des Gewichts die Arme wieder strecken und in die Ausgangsposition zurückkehren.

Rudern am Schlingentrainer

1. Unter dem Schlingentrainer liegend mit gestreckten Armen an die Schlingen hängen.
2. Durch Beugen der Ellbogen und aktives Zurückziehen der Oberarme den Körper anheben und nach oben ziehen. Dann kontrolliert zurück in die Ausgangsposition absenken.

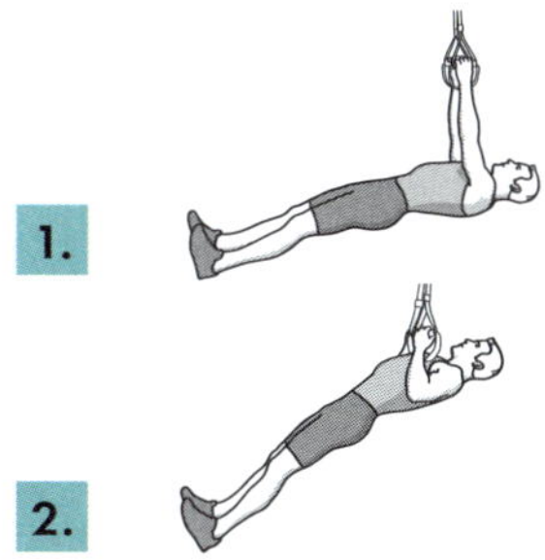

Side Plank

1. In den seitlichen Stütz kommen. Der Ellbogen ist unter dem Schultergelenk, die Beine sind übereinandergelegt. Die freie Hand auf der Hüfte abstützen.
2. Das Becken anheben, bis Beine, Becken und Oberkörper eine gerade Linie bilden. Position für die angegebene Zeitdauer halten.

Variante: Für einen höheren Schwierigkeitsgrad das obere Bein leicht anheben.

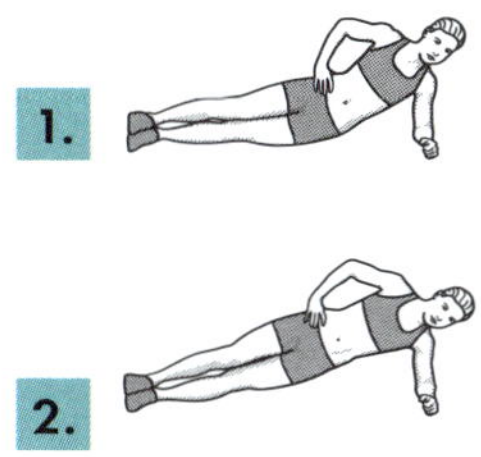

Thruster

1. Eine Langhantel mit geradem Rücken vom Boden aufnehmen. Schwungvoll bis auf Brusthöhe nach oben reißen und umsetzen. Das heißt, die Ellbogen schnell unter die Stange und nach vorn schieben. Die Langhantel nah am Körper führen. Die Hantel ruht in den Händen, das Gewicht liegt jedoch auf den vorderen Schultern.
2. Die Knie beugen und leicht nach außen schieben und in eine möglichst tiefe Hocke kommen.
3. Am tiefsten Punkt sofort kraftvoll nach oben drücken. Sobald Knie und Hüften gestreckt sind, die Langhantel explosiv über den Kopf drücken. Das Gewicht mit gestreckten Armen stabilisieren. Anschließend die Stange wieder zurück auf die Schultern bringen.

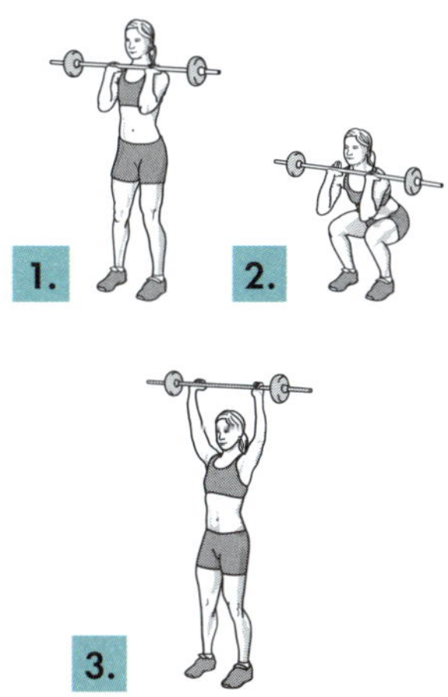

Toes-to-Bar

1. Mit schulterbreit geöffneten Händen an eine Stange hängen. Die Handflächen zeigen nach vorn.
2. Etwas Schwung holen, die Hüften beugen und beide Knie anwinkeln, um die Zehen an die Stange zu bringen. Dabei die Arme möglichst gestreckt lassen. Anschließend kontrolliert in die Ausgangsposition zurückkehren.

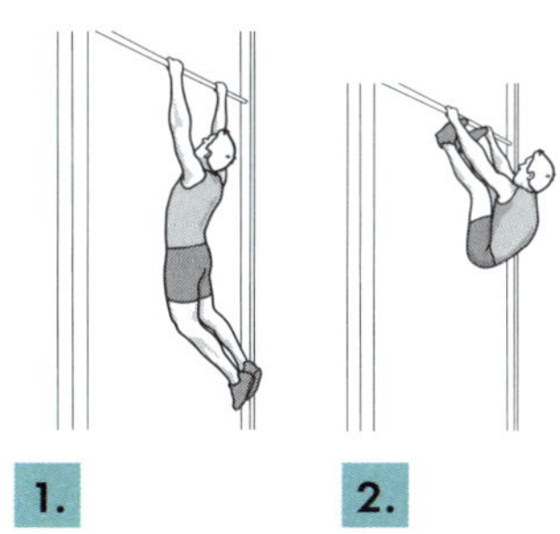

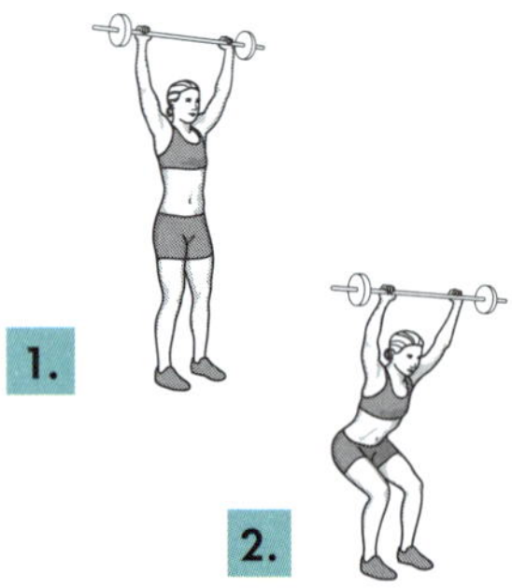

Überkopfkniebeuge mit Langhantel

1. Eine Langhantel in doppelter Schulterbreite greifen, in den aufrechten Stand kommen und die Langhantel mit gestreckten Armen über den Kopf bringen.
2. Mit aufrechtem Oberkörper eine Kniebeuge ausführen. Dabei das Gesäß nach hinten absenken, die Knie beugen und etwas nach außen schieben. In eine möglichst tiefe Position kommen. Das Gewicht ist auf dem Mittelfuß. Die Stange bleibt während der gesamten Bewegung über dem Kopf, die Arme bleiben gestreckt. Anschließend das Gewicht wieder nach oben drücken.

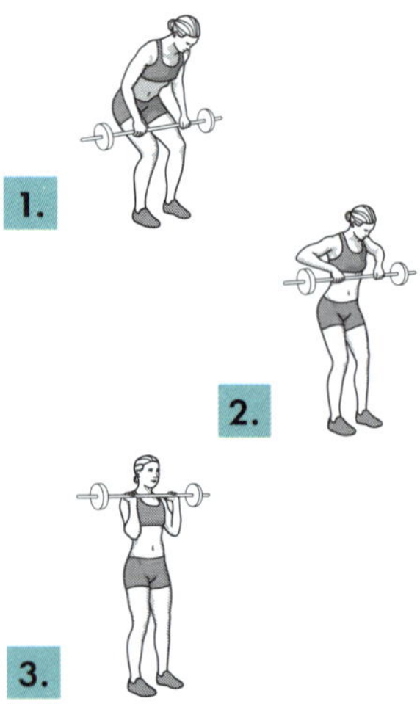

Umsetzen mit Langhantel

1. Eine am Boden liegende Langhantel mit beiden Händen etwa schulterbreit greifen. Die Knie sind gebeugt, der Rücken ist gerade, die Arme sind gestreckt und der Blick ist schräg nach vorn zum Boden gerichtet. Die Stange kontrolliert anheben. Aus dem aufrechten Stand einen Hang ausführen, das heißt, die Stange bis Kniehöhe absenken, dabei Hüften und Knie leicht beugen.
2. Dann die Langhantel schwungvoll bis auf Brusthöhe nach oben reißen: Dabei zuerst die Hüften strecken, dann die Arme beugen und die Ellbogen nach außen führen, sodass die Stange nah am Körper bleibt.
3. Auf Brusthöhe die Stange umsetzen, das heißt, die Ellbogen schnell unter die Stange und nach vorn oben ziehen. Anschließend das Gewicht wieder in umgekehrter Reihenfolge kontrolliert umsetzen und wieder mit dem Hang beginnen.

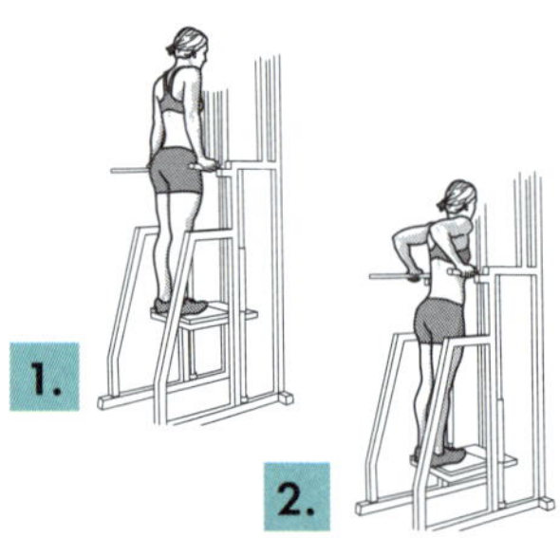

Unterstützter Dip

1. Aufrecht auf der Plattform stehend mit gestreckten Ellbogen das Körpergewicht halten.
2. Kontrolliert die Ellbogen beugen und den Körper nach unten absenken. Mit dem Strecken der Ellbogen wird der Körper wieder nach oben gedrückt.

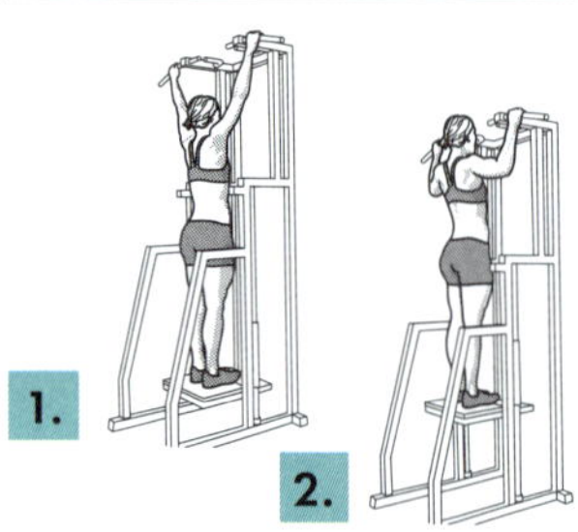

Unterstützter Klimmzug

1. Aufrecht auf der Plattform stehend beide Griffe im Obergriff halten. Die Handflächen zeigen nach vorn.
2. Den Körper nach oben ziehen und kontrolliert wieder absenken.

Vorgebeugtes Langhantel-Rudern

1. Den Körper nach vorn beugen und die Hüften nach hinten schieben. Eine Langhantel etwas breiter als schulterbreit im Obergriff greifen.
2. Den Oberkörper stabil halten und die Langhantel in Richtung Bauchnabel ziehen. Anschließend das Gewicht kontrolliert wieder absenken.

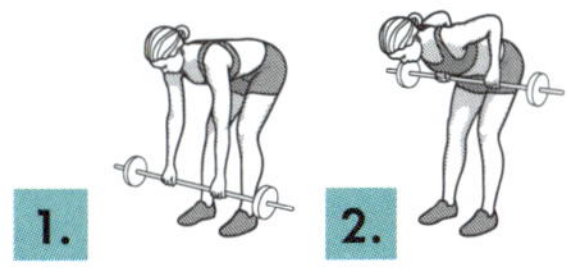

Wadenheben mit Kurzhanteln

1. Im aufrechten Stand das Trainingsgewicht halten.
2. Mit gehaltenem Kniewinkel die Fersen anheben und den Körper inklusive Trainingsgewicht anheben, dann kontrolliert wieder absenken.

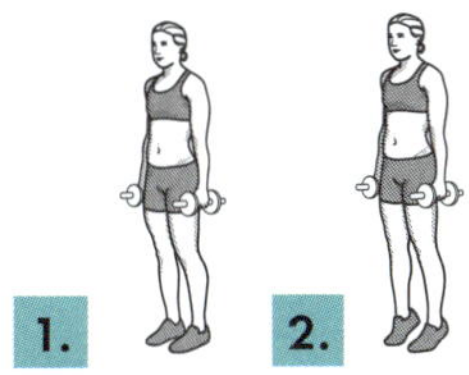

Walking Lunge

1. Im aufrechten Stand die Füße hüftbreit platzieren.
2. Einen Ausfallschritt mit dem rechten Fuß nach vorn ausführen. Das linke Knie bis knapp über den Boden absenken. Das rechte Knie bleibt über dem Mittelfuß ausgerichtet. Den linken Arm mit nach vorn führen. Anschließend direkt auf die andere Seite wechseln und die geforderte Anzahl an Schritten zurücklegen.

Variante: Um den Schwierigkeitsgrad zu erhöhen, Kurzhanteln oder eine Langhantel im Nacken verwenden.

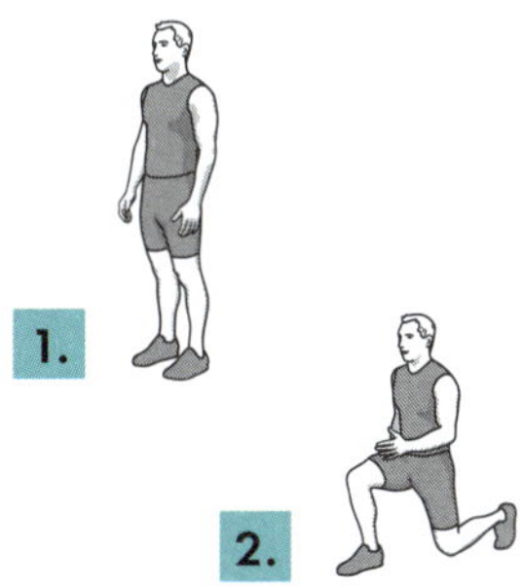

Wall Ball

1. Etwa mit einem halben Meter Entfernung aufrecht vor eine Wand stellen. Einen Medizinball mit beiden Händen auf Brusthöhe halten.
2. Nun in eine tiefe Hocke kommen.
3. Aus der Hocke schwungvoll aufstehen und den Ball nach oben an die Wand werfen. Den Ball fangen und wieder in die Ausgangsposition zurückkehren.

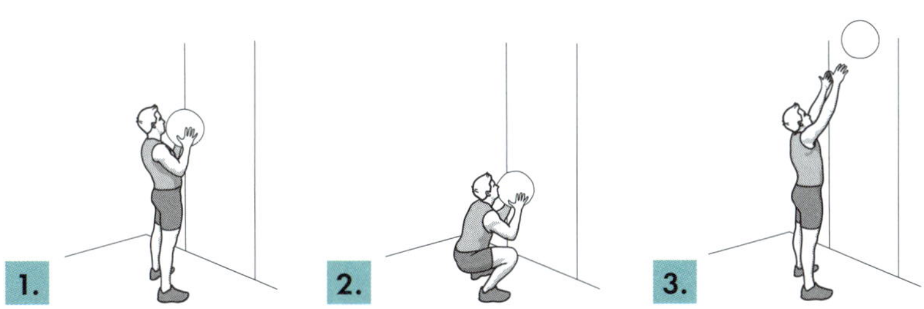

Über den Autor

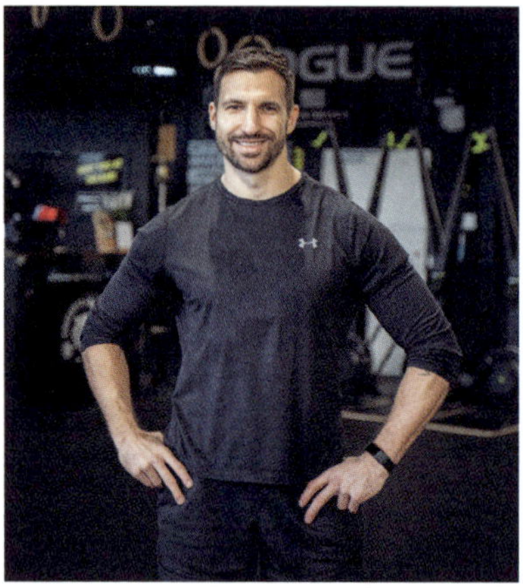

Philipp Rauscher ist selbstständiger Ernährungsberater, Fitnesscoach, Autor und Dozent für private Bildungseinrichtungen. Er verfasste als Autor bereits mehrere Bücher, schrieb für *Men's Health* sowie die Fitnessplattformen Team Andro und FitnessFreaks.com und bietet über seine Homepage flexiblediet.de Coachings für Fitnessathleten und Sportler an. Sein Schwerpunkt ist die Ernährungsberatung von Fitness- und Ausdauersportlern. Von Amateursportlern bis zu Olympioniken betreut er Athleten in den unterschiedlichsten Sportarten. Zudem ist er im Bereich Produktentwicklung für Sportnahrungsergänzungsmittel tätig. Schon immer im Sport zu Hause, besiegelte er den Höhepunkt seiner sportlichen Karriere 2009 mit dem Titel des Deutschen Meisters und des Vizeweltmeisters der World Fitness Federation (WFF) im Bodybuilding.

Weiterführende Literaturempfehlungen

Deutschsprachige Bücher

Fogg, Dr. B. J. (2021): *Die Tiny Habits®-Methode. Kleine Schritte, große Wirkung*. München: btb Verlag

Geisler, Prof. Dr. Stephan; Gavanda, Dr. Simon; Isenmann, Dr. Eduard; Havers, Tim (2022): *Hypertrophietraining. Wissenschaft und Praxis für optimalen Muskelaufbau*. München: riva Verlag

Lambert, Rhiannon (2021): *Ernährung: Alles Wissenswerte für ein glückliches und gesundes Leben*. München: Dorling Kindersley

Meinart, Patrick (2020): *Zurück zur Beweglichkeit. Mobility-Training für Einsteiger*. München: riva Verlag

Pichl, Veronika (2022): *Das High-Protein-Kochbuch. Über 60 eiweißreiche Rezepte für Muskelaufbau und Fettverbrennung*. München: riva Verlag

Rauscher, Philipp (2018): *Optimale Ernährung für Bodybuilder und Kraftsportler*. München: riva Verlag

Rauscher, Philipp (2019): *Handbuch Nahrungsergänzung. Die besten Supplements für mehr Leistung und Energie im Sport und im Leben*. München: riva Verlag

Rippetoe, Mark; Baker, Andy (2016): *Programmgestaltung im Krafttraining*. München: riva Verlag

Schlömmer, Eberhard; Sandig, Dennis (2021): *Programmdesign im Functional Training. Erkenne deine Stärken und Schwächen, erstelle deinen individuellen Trainingsplan und steigere deine sportliche Leistung*. München: riva Verlag

Toigo, Marco (2019): *MuskelRevolution: Konzepte und Rezepte zum Muskel- und Kraftaufbau*. 2. Auflage, Heidelberg: Springer-Verlag

Vodrazka, Michelle (2020): *Meal Prep für Bodybuilder. Über 100 Rezepte zum Vorbereiten*. München: riva Verlag

Englischsprachige Bücher

Helms, Eric; Morgan, Andy; Valdez, Andrea (2019): *The Muscle and Strength Pyramid. Nutrition*. Independently Published

Schoenfeld, Brad (2020): *Science and Development of Muscle Hypertrophy*. 2. Auflage, Champaign/Illinois: Human Kinetics

Walters, Tom; Cordoza, Glen (2023): *Rehab Science: How to Overcome Pain and Heal from Injury: Pain, Injury, Movement. The Complete Guide*. New York: Victory Belt Publishing

Quellenverzeichnis

1 Phillips, Stuart M., Hartman, Joseph W., Wilkinson, Sarah B. (2005): Dietary protein to support anabolism with resistance exercise in young men. *Journal of the American College of Nutrition* 24, 2: S. 134S–139S

2 Atherton, Philip J. et al (1010): Muscle full effect after oral protein: time-dependent concordance and discordance between human muscle protein synthesis and mTORC1 signaling. *The American Journal of Clinical Nutrition* 92, 5: S. 1080–1088

3 Schoenfeld, Brad Jon, Aragon, Alan Albert, Krieger, James W. (2013): The effect of protein timing on muscle strength and hypertrophy: a meta-analysis. *Journal of the International Society of Sports Nutrition* 10, 1: S. 53

4 Layman, Donald K. (2009): Dietary Guidelines should reflect new understandings about adult protein needs. *Nutrition & Metabolism* 6: S. 1–6

5 Tezze, Caterina, Sandri, Marco, Tessari, Paolo (2023): Anabolic Resistance in the Pathogenesis of Sarcopenia in the Elderly: Role of Nutrition and Exercise in Young and Old People. *Nutrients* 15, 18: S. 4073

6 Phillips, Stuart M., Chevalier, Stéphanie, Leidy, Heather J. (2016): Protein »requirements« beyond the RDA: implications for optimizing health. *Applied Physiology, Nutrition, and Metabolism* 41, 5: S. 565–572

7 Varanoske, Alyssa N. et al. (2021): Energy restriction suppresses muscle protein synthesis, and high protein diets extend protein half-lives across the muscle proteome in obese female Zucker Rats. *The Journal of Nutrition* 151, 9: S. 2551–2563

8 Morton, Robert W. et al. (2018): A systematic review, meta-analysis and meta-regression of the effect of protein supplementation on resistance training-induced gains in muscle mass and strength in healthy adults. *British Journal of Sports Medicine* 52, 6: S. 376–384

9 Norton, L., Wilson, Gabriel J. (2009): Optimal protein intake to maximize muscle protein synthesis. *AgroFood industry hi-tech* 20: S. 54–57

10 Antonio, Jose et al. (2014): The effects of consuming a high protein diet (4.4 g/kg/d) on body composition in resistance-trained individuals. *Journal of the International Society of Sports Nutrition* 11, 1: S. 19

11 Jäger, Ralf et al. (2017): International society of sports nutrition position stand: protein and exercise. *Journal of the International Society of Sports Nutrition* 14, 1: S. 20

12 Shams-White, Marissa M. et al. (2017): Dietary protein and bone health: a systematic review and meta-analysis from the National Osteoporosis Foundation. *The American Journal of Clinical Nutrition* 105, 6: S. 1528–1543

13 Helms, Eric R. et al. (2014): A systematic review of dietary protein during caloric restriction in resistance trained lean athletes: a case for higher intakes. *International Journal of Sport Nutrition and Exercise Metabolism* 24, 2: S. 127–138

14 Luscombe, N. D. et al. (2002): Effects of energy-restricted diets containing increased protein on weight loss, resting energy expenditure, and the thermic effect of feeding in type 2 diabetes. *Diabetes Care* 25, 4: S. 652–657

15 Berrazaga, Insaf et al. (2019): The role of the anabolic properties of plant-versus animal-based protein sources in supporting muscle mass maintenance: a critical review. *Nutrients* 11, 8: S. 1825

16 Messina, Mark et al. (2018): No difference between the effects of supplementing with soy protein versus animal protein on gains in muscle mass and strength in response to resistance exercise. *International Journal of Sport Nutrition and Exercise Metabolism* 28, 6: S. 674–685

17 Collier, Bryan et al. (2008): Glucose control and the inflammatory response. *Nutrition in Clinical Practice* 23, 1: S. 3–15

18 Pihlajamäki, Jussi et al. (2004): Insulin resistance is associated with increased cholesterol synthesis and decreased cholesterol absorption in normoglycemic men. *Journal of Lipid Research* 45, 3: S. 507–512

19 Weickert, Martin O., Pfeiffer, Andreas F. H. (2018): Impact of dietary fiber consumption on insulin resistance and the prevention of type 2 diabetes. *The Journal of Nutrition* 148, 1: S. 7–12

20 Ouyang, Xiaosen et al. (2008): Fructose consumption as a risk factor for non-alcoholic fatty liver disease. *Journal of Hepatology* 48, 6: S. 993–999

21 Huang, Danshan et al. (2011): Fructose impairs glucose-induced hepatic triglyceride synthesis. *Lipids in Health and Disease* 10: S. 1–10

22 Madero, Magdalena et al. (2011): The effect of two energy-restricted diets, a low-fructose diet versus a moderate natural fructose diet, on weight loss and metabolic syndrome parameters: a randomized controlled trial. *Metabolism* 60, 11: S. 1551–1559

23 Fuchs, Cas J., Gonzalez, Javier T., Van Loon, Luc J. C. (2019): Fructose co-ingestion to increase carbohydrate availability in athletes. *The Journal of Physiology* 597, 14: S. 3549–3560

24 DiPilato, Lisa M. et al. (2015): The role of PDE3B phosphorylation in the inhibition of lipolysis by insulin. *Molecular and Cellular Biology* 35, 16: S. 2752–2760

25 Sofer, Sigal et al. (2011): Greater weight loss and hormonal changes after 6 months diet with carbohydrates eaten mostly at dinner. *Obesity* 19, 10: S. 2006–2014

26 Boorsma, Wiebe et al. (2008): Body composition, insulin sensitivity, and cardiovascular disease profile in healthy Europeans. *Obesity* 16, 12: S. 2696–2701

27 Engfeldt, P., Linde, B. (1992): Subcutaneous adipose tissue blood flow in the abdominal and femoral regions in obese women: effect of fasting. *International Journal of Obesity and Related Metabolic Disorders: Journal of the International Association for the Study of Obesity* 16, 11: S. 875–879

28 Bülow, Jens, Madsen, Joop (1976): Adipose tissue blood flow during prolonged, heavy exercise. *Pflügers Archiv* 363: S. 231–234

29 Hawley, John A. Morton, James P. (2014): Ramping up the signal: promoting endurance training adaptation in skeletal muscle by nutritional manipulation. *Clinical and Experimental Pharmacology and Physiology* 41, 8: S. 608–613

30 Mauriege, P. et al. (1987): Heterogeneous distribution of beta and alpha-2 adrenoceptor binding sites in human fat cells from various fat deposits: functional consequences. *European Journal of Clinical Investigation* 17, 2: S. 156–165

31 Pedersen, Steen B. et al. (2004): Estrogen controls lipolysis by up-regulating α2A-adrenergic receptors directly in human adipose tissue through the estrogen receptor α. Implications for the female fat distribution. *The Journal of Clinical Endocrinology & Metabolism* 89, 4: S. 1869–1878

32 Gesta, Stéphane et al. (2001): In Vitro and in Vivo Impairment of α2-Adrenergic Receptor-Dependent Antilipolysis by Fatty Acids in Human Adipose Tissue. *Hormone and Metabolic Research* 33, 12: S. 701–707

33 Patel, J. N. et al. (2002): Norepinephrine spillover from human adipose tissue before and after a 72-hour fast. *The Journal of Clinical Endocrinology & Metabolism* 87, 7: S. 3373–3377

34 Paoli, Antonio et al. (2021): Effects of two months of very low carbohydrate ketogenic diet on body composition, muscle strength, muscle area, and blood parameters in competitive natural body builders. *Nutrients* 13, 2: S. 374

35 Greene, David A. et al. (2018): A low-carbohydrate ketogenic diet reduces body mass without compromising performance in powerlifting and olympic weightlifting athletes. *The Journal of Strength & Conditioning Research* 32, 12: S. 3373–3382

36 Kephart, Wesley C. et al. (2018): The three-month effects of a ketogenic diet on body composition, blood parameters, and performance metrics in CrossFit trainees: a pilot study. *Sports* 6: S. 1

37 Romijn, Johannes A. et al. (1993): Regulation of endogenous fat and carbohydrate metabolism in relation to exercise intensity and duration. *American Journal of Physiology-Endocrinology And Metabolism* 265, 3: E380-E391

38 Kerksick, Chad M. et al. (2018): ISSN exercise & sports nutrition review update: research & recommendations. *Journal of the International Society of Sports Nutrition* 15, 1: S. 38

39 Knuiman, Pim, Hopman, Maria T. E., Mensink, Marco (2015): Glycogen availability and skeletal muscle adaptations with endurance and resistance exercise. *Nutrition & Metabolism* 12, 1 (2015): S. 1–11

40 Naharudin, Mohamed Nashrudin Bin et al. (2019): Breakfast omission reduces subsequent resistance exercise performance. *The Journal of Strength & Conditioning Research* 33, 7: S. 1766–1772

41 Schoenfeld, Brad Jon, Aragon, Alan Albert (2018): Is there a postworkout anabolic window of opportunity for nutrient consumption? Clearing up controversies. *Journal of Orthopaedic & Sports Physical Therapy* 48, 12: S. 911–914

42 Jain, A. P., Aggarwal, K. K., Zhang, P. Y. (2015): Omega-3 fatty acids and cardiovascular disease. *European Review for Medical and Pharmacological Sciences* 19, 3: S. 441–445

43 https://www.dge.de/presse/meldungen/2011-2018/weniger-fleisch-auf-dem-teller-schont-das-klima/dge-empfiehlt-auf-fettmenge-und-qualitaet-achten/regelmaessig-fisch-auf-den-tisch/ (Stand: 5.12.2023)

44 Baker, Ella J. et al. (2016): Metabolism and functional effects of plant-derived omega-3 fatty acids in humans. *Progress in Lipid Research* 64: S. 30–56
45 Childs, Caroline E. et al. (2014): Increased dietary α-linolenic acid has sex-specific effects upon eicosapentaenoic acid status in humans: re-examination of data from a randomised, placebo-controlled, parallel study. *Nutrition Journal* 13, 1: S. 1–5
46 Simopoulos, Artemis P. (2002): The importance of the ratio of omega-6/omega-3 essential fatty acids. *Biomedicine & Pharmacotherapy* 56, 8: S. 365–379
47 Simopoulos, Artemis P. (2008): The omega-6/omega-3 fatty acid ratio, genetic variation, and cardiovascular disease. *Asia Pacific Journal of Clinical Nutrition* 17, Supplement 1: S. 131–134
48 Hooper, Lee et al. (2018): Omega-6 fats for the primary and secondary prevention of cardiovascular disease. *Cochrane Database of Systematic Reviews* 7, 7
49 Fung, Teresa T., et al. (2009): Mediterranean diet and incidence of and mortality from coronary heart disease and stroke in women. *Circulation* 119, 8: S. 1093–1100
50 Alonso, Alvaro, Ruiz-Gutierrez, Valentina, Martínez-González, Miguel Ángel (2006): Monounsaturated fatty acids, olive oil and blood pressure: epidemiological, clinical and experimental evidence. *Public Health Nutrition* 9, 2: S. 251–257
51 https://www.dge.de/gesunde-ernaehrung/faq/fettleitline/ (Stand: 5.12.2023)
52 Heileson, Jeffery L. (2020): Dietary saturated fat and heart disease: a narrative review. *Nutrition Reviews* 78, 6: S. 474–485
53 Brouwer, Ingeborg A., Wanders, Anne J., Katan, Martijn B. (2010): Effect of animal and industrial trans fatty acids on HDL and LDL cholesterol levels in humans – a quantitative review. *PloS One* 5, 3: e9434
54 https://www.dge.de/fileadmin/dok/wissenschaft/leitlinien/fette/02-Fettzufuhr-in-Deutschland-DGE-Leitlinie-Fett-2015.pdf (Stand: 5.12.2023)
55 Whittaker, Joseph, Wu, Kexin (2021): Low-fat diets and testosterone in men: Systematic review and meta-analysis of intervention studies. *The Journal of Steroid Biochemistry and Molecular Biology* 210: S. 105878
56 Antonio, Jose et al. (2014): The effects of consuming a high protein diet (4.4 g/kg/d) on body composition in resistance-trained individuals. *Journal of the International Society of Sports Nutrition* 11, 1: S. 19
57 Barr, Sadie B., Wright, Jonathan C. (2010): Postprandial energy expenditure in whole-food and processed-food meals: implications for daily energy expenditure. *Food & Nutrition Research* 54, 1: S. 5144
58 Denzer, Charlene M., Young, John C. (2003): The effect of resistance exercise on the thermic effect of food. *International Journal of Sport Nutrition and Exercise Metabolism* 13, 3: S. 396–402
59 Quatela, Angelica et al. (2016): The energy content and composition of meals consumed after an overnight fast and their effects on diet induced thermogenesis: a systematic review, meta-analyses and meta-regressions. *Nutrients* 8, 11: S. 670

60 Dulloo, A. G. et al. (1989): Normal caffeine consumption: influence on thermogenesis and daily energy expenditure in lean and postobese human volunteers. *The American Journal of Clinical Nutrition* 49, 1: S. 44-50

61 Schubert, Matthew M. et al. (2017): Caffeine, coffee, and appetite control: a review. *International Journal of Food Sciences and Nutrition* 68, 8: S. 901–912

62 Acheson, Kevin J. et al. (1980): Caffeine and coffee: their influence on metabolic rate and substrate utilization in normal weight and obese individuals. *The American Journal of Clinical Nutrition* 33, 5: S. 989–997

63 Andersson, K., Arner, P. (2001): Systemic nicotine stimulates human adipose tissue lipolysis through local cholinergic and catecholaminergic receptors. *International Journal of Obesity* 25, 8: S. 1225–1232

64 Narkiewicz, Krzysztof et al. (1998): Cigarette smoking increases sympathetic outflow in humans. *Circulation* 98, 6: S. 528–534

65 Jessen, Albert et al. (2005): The appetite-suppressant effect of nicotine is enhanced by caffeine. *Diabetes, Obesity and Metabolism* 7, 4: S. 327–333

66 Benowitz, Neal L. et al. (1988): Nicotine absorption and cardivascular effects with smokeless tobacco use: comparison with cigarettes and nicotine gum. *Clinical Pharmacology & Therapeutics* 44, 1: S. 23–28

67 Berlin I. (2008): Smoking-induced metabolic disorders: a review. *Diabetes & Metabolism*, 34, 9 (4 Pt 1): S. 307–314

68 Atherton, P. J., Smith, K. (2012): Muscle protein synthesis in response to nutrition and exercise. *The Journal of Physiology* 590, 5: S. 1049–1057

69 Kumar, Vinod, et al. (2009): Human muscle protein synthesis and breakdown during and after exercise. *Journal of Applied Physiology* 106, 6: S. 2026–2039

70 Schoenfeld, Brad J., Ogborn, Dan, Krieger, James W. (2016): Effects of resistance training frequency on measures of muscle hypertrophy: a systematic review and meta-analysis. *Sports Medicine* 46, 11: S. 1689–1697

71 Schoenfeld, Brad J., Ogborn, Dan, Krieger, James W. (2017): Dose-response relationship between weekly resistance training volume and increases in muscle mass: A systematic review and meta-analysis. *Journal of Sports Sciences* 35, 11: S. 1073–1082

Register